Kunsttherapeutische Ausstellungspraxis II
Positionen – Kontexte – Vermittlung

35

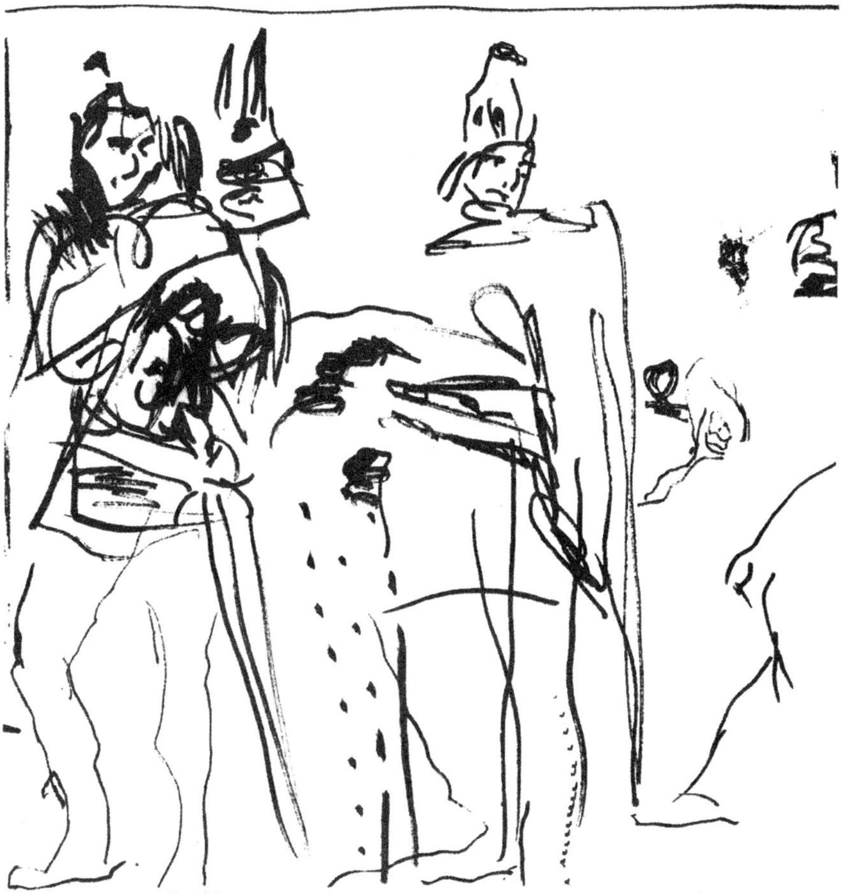

Peter Rech, o.T. ca. 2005 (Tuschestift auf Papier, A3)

Inhalt

Das nächste Heft erscheint im Dezember 2020 zum Thema:

Das Gute, Wahre, Schöne?
Zielsetzungen in der Kunsttherapie

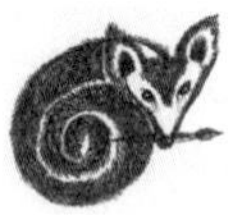

Editorial

#StayHome steht auf meinem Mobiltelefon vor dem Namen des Anbieters, als ob es nötig wäre, mich daran zu erinnern; aber vielleicht ist es auch einfach nur ein Bekenntnis oder eine kleine Mahnung zur Geduld. Wie schön es ist, mit anderen zusammen zu sein, wie anregend es ist, eine Ausstellung besuchen zu können, spüren wir alle seit der Corona-Virus unseren Alltag bestimmt. Digitale Kommunikationsmöglichkeiten sind willkommen und werden aufs kreativste genutzt: Unzählige im privaten Kreis erstellte Videos kursieren in den sozialen Netzwerken, Online-Seminare und Videokonferenzen werden abgehalten, Konzerte und Theateraufführungen werden übertragen und Museen bieten virtuelle Besuche ihrer aktuellen Ausstellungen an. All dies ersetzt nicht die leibliche Begegnung, doch die zurückliegenden Monate haben gezeigt, wie wichtig das kulturelle Leben ist und in welchem Maße Kunst ebenso gemeinschaftsstiftend wie hilfreich für den Einzelnen sein kann, wenn es gilt, mit den sozialen Folgen und den individuellen Nöten einer bedrohlichen und mit Ungewissheit behafteten Situation fertig zu werden. Zuhause bleiben zu müssen heißt für nicht wenige, dass die ökonomischen Lebensgrundlagen nicht mehr gesichert sind. Für andere besteht die größte Herausforderung darin, dass man ungewöhnlich viel Zeit hat und man mit sich selbst auskommen muss. Solidarität, soziales Engagement und Kreativität sind gefragt und zeigen sich in zahlreichen kunsttherapeutischen und künstlerischen Aktivitäten, die zur Partizipation einladen. Der 1964 in Taiwan geborene Künstler Lee Mingwei, dessen Ausstellung „Geschenke und Rituale" aufgrund der durch die Pandemie bedingten Ausgangseinschränkungen nicht zum ursprünglich geplanten Zeitpunkt im Berliner Martin-Gropius-Bau eröffnet werden konnte, entwarf beispielsweise als „Einladung an die Öffentlichkeit" das Projekt „Letter to Oneself". Wer sich angesprochen fühlte, konnte anhand der vom Künstler vorgegebenen Anleitung schreiben, was einem im Moment am meisten beunruhigt und was einem am meisten Hoffnung gibt. Wer Lee Mingweis Handlungsvorschlag folgte, konnte seinen Brief einsenden, damit er als Teil des partizipativen Projekts in der Ausstellung präsentiert werden konnte. Aus Sicht der Kunsthistorikerin Angeli Janhsen arbeiten Künstlerinnen und Künstler, die „ihren Rezipienten Vorschläge machen", wie eine „neue Art von

Therapeuten. Sie stoßen etwas an, sie fragen, sie geben Möglichkeiten", sie wollen Veränderung hervorrufen, setzen am „Mangel an Beisichsein" an und wirken als Katalysatoren (vgl. Janhsen, 2012).

Handlungsvorschläge von Künstlerinnen und Künstlern, die den Einzelnen dazu anregen möchten, sich selbst Zeit zu schenken und den Dialog mit sich selbst aufzunehmen, ähneln den Übungen, wie sie von Kunsttherapeutinnen und Kunsttherapeuten themenspezifisch für ihre Arbeit in klinischen, psychosozialen oder pädagogischen Kontexten entwickelt und situationsbezogen durchgeführt werden. In der Regel sind sie auf ein konkretes Gegenüber bezogen. Die Pandemie hat jedoch einige veranlasst, sich mit Vorschlägen und Projekten an die Öffentlichkeit zu wenden. Wir haben uns von diesen Aktivitäten anregen lassen und sammeln nun Handlungsvorschläge, die uns aus dem Kreis unserer Leserinnen und Leser erreichen. Auf einer Karte gedruckt sollen sie den Ausgaben von Kunst & Therapie beigelegt werden. Und der Anfang ist auch gleich schon gemacht: Diesem Heft ist die Karte mit dem Vorschlag von Titus Grab beigefügt.

#JederMenschIstEinKünstler wäre eine passende Schlagwortbildung aus dem berühmt gewordenen Satz von Joseph Beuys für das, was sich derzeit abzeichnet: Ganz im Sinne seines erweiterten Kunstbegriffs findet gerade eine gemeinsame kreative Mitgestaltung an der „Sozialen Plastik" statt. In diesem Modell, das die Formbarkeit gesellschaftlicher Entwicklungen im Miteinander betont, ist die Kreativität aller gefragt und erfährt sich der Einzelne durch seine Mitwirkung zugleich als in das größere Ganze seiner Lebenswelt eingebunden. Auch kunsttherapeutische Ausstellungen können einen solchen Bogen zwischen Individuum und Gesellschaft leisten. Als wir in Heft 2018/1 das Thema „kunsttherapeutische Ausstellungspraxis" ausgeschrieben hatten, waren wir von der ungewöhnlich hohen Resonanz überrascht, die uns veranlasste, die Beitragsanmeldungen auf zwei Ausgaben zu verteilen. Nachdem im Jahresband 2019 bereits zwei Beiträge veröffentlicht werden konnten, folgen nun mit dieser Ausgabe vier weitere Beiträge zur kunsttherapeutischen Ausstellungspraxis. Insgesamt liegen damit sechs Beiträge vor, die einen ersten Einblick in dieses Themenfeld geben und es zugleich in die Fachdiskurse einführen. Was hier an kunsttherapeutischer Ausstellungspraxis vorgestellt wird, verweist zum einen auf die vielfältigen Möglichkeiten, mit denen Ausstellungen konzipiert und durchgeführt werden können. Zum anderen wird sichtbar, dass Ausstellungen auch dann, wenn sie mit unterschiedlichen Interessen verknüpft sind, zentral auf das Wohl der Patienten ausgerichtet sein können und es sogar erlauben, therapeutische Zielsetzungen zu erweitern. Auch Grenzbereiche werden aufgezeigt, die man nicht gleich mit dem gängigen Ausstellungsbegriff verbindet, die jedoch den Ausgangspunkt für neue Sichtweisen darstellen oder zu einem erweiterten Selbstverständnis der Kunsttherapie führen.

#DieBeiträge zur kunsttherapeutischen Ausstellungspraxis unterscheiden sich in ihren Konzeptionen, Zielsetzungen und den gewählten Ausstellungskontexten. Im Hinblick auf Ihre jeweilige Besonderheit sollen sie kurz vorgestellt werden; die beiden zuerst aufgeführten sind im Jahresband 2019 veröffentlicht, alle weiteren in diesem Heft:

Alexandra Kalsdorf stellt ein Ausstellungsprojekt vor, das sie mit Menschen mit Migrationshintergrund durchgeführt hat. Im Zentrum ihres Beitrags steht die Auseinandersetzung mit den Interessen der Auftraggeber, den Bedingungen der Teilnehmer sowie den therapeutischen Zielsetzungen. Diese vorausgehende Analyse bildet die Grundlage für die konzeptionelle Planung eines Ausstellungsprojekts, das über alle Interessensgegensätze der Beteiligten hinweg die Teilnehmer stärkte und ein solidarisches Feld der Begegnung entstehen ließ. Mit dem hier entwickelten partizipativen Lösungsweg steht dieser Beitrag modellhaft für das Vorgehen in Planung und Realisierung von kunsttherapeutischen Projekten, die auf eine Endausstellung ausgerichtet sind.

Brigitte Leeser rückt die Position der Rezipienten in den Blick. Sie führt mit Jugendlichen Kurse zum Kreativen Schreiben durch und besucht mit ihnen Ausstellungen im Museum. In ihrem Beitrag zeigt sie auf, wie aus der Verbindung von Rezeptiver Kunsttherapie und dem Medium des Kreativen Schreibens die interaktive Auseinandersetzung mit Kunstwerken zur Förderung der Kreativität und Persönlichkeitsentwicklung eingesetzt werden kann. Über das vorgestellte Gruppenkonzept hinaus lässt sich das hier beschriebene methodische Vorgehen verallgemeinern: Wer mit Fragen der Vermittlung befasst ist und Anregungen sucht, wie sich die Begegnung von Ausstellungsbesucherinnen und -besuchern mit Werken aus der Kunsttherapie gestalten lässt, kann hier fündig werden.

Martin Böhm hat sich mit der Gestaltung des Abschlusses von Einzeltherapien befasst und dazu das Konzept der „Imaginären Ausstellung“ entwickelt. Es nutzt die therapiestützenden Funktionen einer Präsentation der Werke wie auch die Atmosphäre einer Vernissage. Die Ausstellung wird im kunsttherapeutischen Atelier gemeinsam vom Kunsttherapeuten und den jugendlichen Patienten vor einem imaginierten Publikum inszeniert. Eine besondere Rolle kommt dem Kunsttherapeuten als Laudator zu, der den therapeutischen Prozess anhand der ausgestellten Werke zusammenfasst und die Patienten, die nun als Künstler auftreten, in den erreichten Entwicklungsschritten bestärkt. Das hier vorgelegte Konzept bietet den Jugendlichen für die am Therapieende anstehenden Rollen- und Perspektivwechsel einen kreativen Rahmen, der sie insbesondere in ihrem Autonomiebestreben unterstützt.

Anke Grubel geht in ihrem Beitrag von der kulturübergreifenden Geschichte des Tätowierens aus und hebt hervor, dass mit der Präsentation von Tätowierungen die Körperoberfläche zur Ausstellung wird. Anhand unterschiedlicher Themenaspekte führt die Autorin durch diese „Haut-Ausstellung" und eröffnet einen neuen, eigenständigen Zugang zu einem vertieften Verständnis der sichtbaren Manipulationen der Haut: Im Spannungsfeld zwischen Selbstschädigung und Selbstheilung erschließt sie deren psychische Dimensionen und untersucht aus kunsttherapeutischer Perspektive Übergänge von symptomatischer Selbstschädigung zu einem bildnerisch-gestaltenden Gebrauch der eigenen Haut. Die sich dabei abzeichnenden Entwicklungsschritte der Person regen zur Diskussion an, in welcher Weise die Haut als Mittel zum kreativen Selbstausdruck gelten und in therapeutische Prozesse einbezogen werden kann.

Margrit Reiner und *Ute Maas* leiten eine kunsttherapeutische Malgruppe für Seniorinnen und Senioren und wurden von den Teilnehmenden mit dem Wunsch nach einer Ausstellung der entstandenen Werke konfrontiert. Daraus entwickelte sich eine kontinuierliche Ausstellungspraxis, die die Autorinnen in ihrem Beitrag reflektieren und dabei die Situation der teilnehmenden alten Menschen hinsichtlich ihrer spezifischen Themen und Bedürfnisse herausstellen. Beides, sowohl die Bedeutung der Malgruppe, in deren Mittelpunkt für die Teilnehmenden der Dialog mit sich selbst steht, als auch die Ausstellung, die den Dialog mit Anderen ermöglicht, wird hier als eine Einheit für die therapeutischen Zielsetzungen in der Altenarbeit betrachtet. Eine so ausgerichtete kunsttherapeutische Ausstellungspraxis baut eine Brücke zwischen Individuum und Gesellschaft und rückt diejenigen in den Blick, die am Rande stehen.

Swaantje König und *Sarah Brodbeck* stellen ein kunsttherapeutisches Projekt vor, in dem ein Intensivstationszimmer räumlich so gestaltet werden sollte, dass es den Genesungsprozess der Patienten unterstützt. Die Autorinnen skizzieren kurz den Ansatz des Healing Environment, auf dem das Projekt fußt, und beschreiben die einzelnen Phasen, in denen im engen interdisziplinären Austausch eine Lichtinstallation entwickelt wurde. Mit seiner Aufgabenstellung weist das Projekt über die bekannten Formate kunsttherapeutischer Angebote und einer damit verbundenen Ausstellungspraxis hinaus. Der Beitrag gibt Einblick in ein neues Anwendungsfeld der Kunsttherapie, in dem das Rollenbild der Kunsttherapeutinnen und -therapeuten mit dem des „Künstlers als Therapeut" verschmilzt, und in dem die patientenzentrierte schöpferische Arbeit auf die Gestaltung einer heilungsfördernden räumlichen Umwelt gerichtet ist.

Wir danken allen unseren Autorinnen und Autoren und wünschen unseren Leserinnen und Lesern eine anregende Lektüre.

Marion Wendlandt-Baumeister

Literatur

Janhsen, Angeli (2012). *Neue Kunst als Katalysator*. Berlin: Dietrich Reimer Verlag.

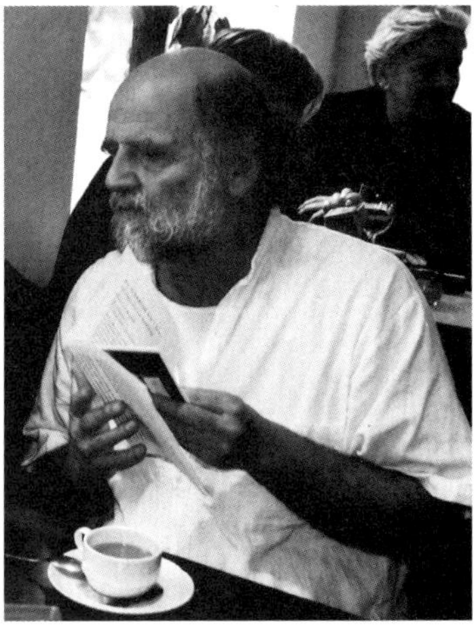

Und meine Seele spannte
Weit ihre Flügel aus,
Flog durch die stillen Lande,
Als flöge sie nach Haus.

Joseph von Eichendorff

In Memoriam Peter Rech 21.05.1943 – 05.12.2019

Am 5. Dezember 2019 ist Prof. Dr. Peter Rech, hochgeschätzter Kollege, engagierter Hochschullehrer, Freund und Mitherausgeber unserer Zeitschrift, für uns alle überraschend im Alter von 76 Jahren verstorben. Wir vermissen ihn, der zu uns gehörte, schmerzlich und denken an ihn. Mit seinem offenen Geist, seinem komplexen Denken und seiner fürsorglichen Aufmerksamkeit für den Anderen bleibt er ein Vorbild. Vieles durfte für ihn nebeneinanderbestehen, und vieles vermochte er zusammenzuführen. Neben den Pionierinnen, die die Kunsttherapie geprägt haben, ist er als einer der Pioniere zu würdigen, dem hierzulande die Kunsttherapie viel zu verdanken hat. Von 1979 bis 2008 war er Professor für Kunstpädagogik am Institut für Kunst und Kunsttheorie der Universität zu Köln und prägte Lehre und Forschung durch sein weit gespanntes Fachverständnis, das er innovativ mit Psychoanalyse, Kunst, Soziologie und Philosophie zu verbinden wusste. Legendär sind seine „Eat"-Seminare, die er, angeregt durch seinen Künstler-Freund Daniel Spoerri, als Anwendungsbeispiel der Kunstdidaktik durchführte und Essens-Situationen als Erkenntnisinstrument nutzte. Er verstand es, lustvolle, spielerische Lernatmosphären zu schaffen und im Gegenüber das Vertrauen in sich selbst und in die eigene Kreativität wachsen zu lassen. Auf der Grundlage seines Dissertationsthemas „Das therapeutische Bewußtsein in Kunsttheorie und Kunstpädagogik" (1974) erkannte er früh das Potenzial

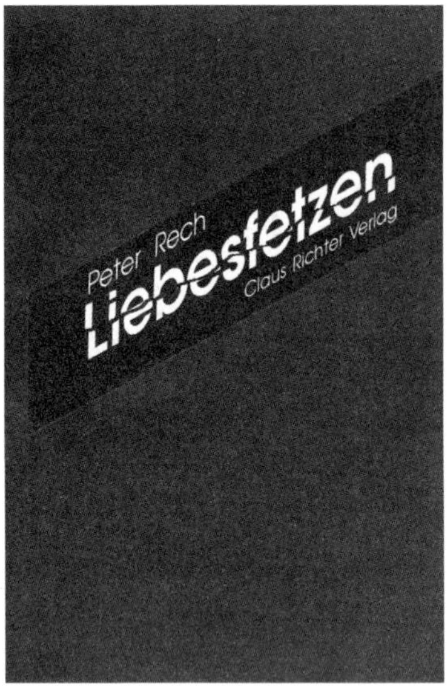

einer Verbindung von Kunst und Therapie. So setzte er sich für geeignete Ausbildungsmöglichkeiten ein und war Mitbegründer und langjähriger Leiter der Kölner Schule für Kunsttherapie. 1982 gründete er die Zeitschrift „Kunst & Therapie – Zeitschrift zu Fragen der ästhetischen Erziehung", die als Institutszeitschrift ihren Anfang nahm und 2005 eingestellt wurde. Seit mit der Jahrtausendwende die Schwersternreihe „Kunst & Therapie – Zeitschrift für bildnerische Therapien" als nun unabhängige Fachzeitschrift eröffnet wurde, gehörte er zum kleinen Kreis der Herausgeber. Wie sehr er die Verbindung von Kunst und Therapie verkörperte, hat sich nicht nur in seinen Schriften, sondern gerade auch in seiner künstlerischen Produktivität manifestiert. Neben Malerei und Zeichnung sind es seine Gedichte, in denen er die Freiheit fand, sich mit seinen Lebensthemen auseinanderzusetzen. 2008 wurde er mit dem Nahbell-Lyrikpreis ausgezeichnet, der ihm für seinen „unbestechlich-zeitgeistresistenten lebenslänglichen Gesamtwerkprozess" verliehen wurde.

Still war er geworden in seinen letzten Lebensjahren. Nun ist seine Seele nach Hause geflogen. In unseren Herzen wird er weiterleben, und in unseren Taten wird er uns Vorbild bleiben.

Marion Wendlandt-Baumeister
Karl-Heinz Menzen

Schwerpunktthema

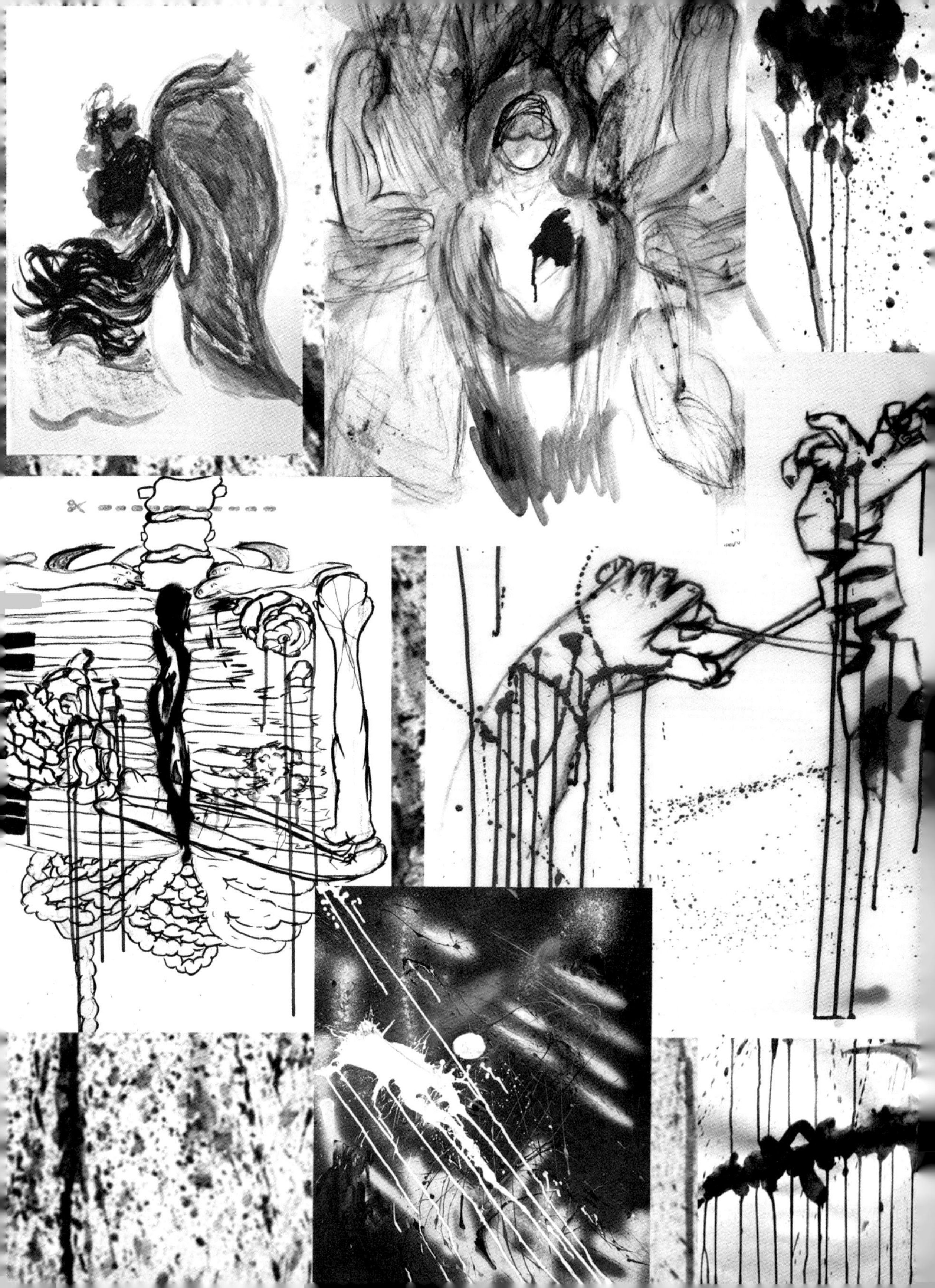

Imaginäre Ausstellungen

Die Rolle des Kunsttherapeuten als Laudator

Martin Böhm

Zusammenfassung: Ausstellungen bieten Künstlern die Möglichkeit, ihre Werke einem Publikum vorzustellen. Eine vermittelnde Rolle kommt hier dem Laudator bei der Ausstellungseröffnung zu. Er steht dem Künstler zur Seite und setzt dessen Werke in ein positives Licht. Im kunsttherapeutischen Kontext sind die Werke und der dahinterstehende Entstehungsprozess meist zu fragil, um sie in einer Ausstellung öffentlich zu zeigen. Um dennoch die therapiestützenden Funktionen einer Präsentation der Werke und wertschätzenden Laudatio nutzen zu können, hat der Autor das Konzept der „Imaginären Ausstellung" entwickelt. Ziele und Vorgehensweisen seiner Ausstellungspraxis stellt er anhand von Fallbeispielen aus einer Klinik für Kinder- und Jugendpsychiatrie vor.

Schlüsselwörter: Kinder- und Jugendpsychiatrie – Kunsttherapie – kunsttherapeutische Ausstellungskonzepte – Imagination – Intermedialität – Interventionsstrategien – wertschätzende Laudatio

Imaginary Exhibits

The Art Therapist as a Laudator

Martin Böhm

Summary: Exhibitions provide artists an opportunity to display their works to the public. A laudator plays a mediatory role at the vernissage, presenting the artist's works in a positive light. In art therapy, however, completed works and the delicate paths taken to create them are often too fragile in nature for public viewing. Consequently, the author developed the Imaginary Exhibit concept to employ the supportive therapeutic functions of an exhibition and of appreciative laudations. Drawing on case examples from a psychiatric clinic for children and adolescents, the author introduces his imaginary exhibit practice as well as his methods and objectives.

Key words: art therapy – art therapy exhibition concepts – imagination – intermediality –intervention strategies – laudation – pediatric psychiatry

Ausstellungen: Begegnungsraum und Inspirationsquelle

Kunstwerke entstehen in einem inneren Dialog, den Künstlerinnen und Künstler (1) in der Intimität ihres Ateliers mit sich, dem Kunstwerk und nicht zuletzt mit einem imaginären Adressaten vollzieht. Hilarion Petzold zufolge ist „Ein Bild eine Botschaft von mir, an mich und an andere" (2). Ausstellungen sind für Kunstschaffende eine wichtige Möglichkeit, ihre Werke einem interessierten Publikum zu zeigen, ihre künstlerischen Positionen zu vermitteln und ihre Werke zu verkaufen. Kunstaustellungen werden eröffnet durch eine Vernissage und manchmal auch mit einer Finissage beendet. Eine besondere Rolle bei einer Vernissage kommt dem Laudator zu, der, anders als ein Kunstkritiker, vermittelnd und wohlwollend ein Bindeglied zwischen Künstler, Werk und Publikum darstellt. Diese Rolle nimmt im Bremer Umfeld gerne der Kulturjournalist Rainer Beßling ein. Einige seiner Eröffnungsreden, die er im Buch „Bild^{er}sprache^{n}" (Beßling, 2018) veröffentlicht hat, sowie eine darauf Bezug nehmende Ausstellung im „Syker Vorwerk – Zentrum für Zeitgenössische Kunst" haben mich zu meinem Konzept der imaginären Ausstellungen inspiriert (3). Meine Ausgangsfrage dabei ist: Wie und mit welcher Zielsetzung können wir in der Kunsttherapie über Bilder reden?

Kunsttherapeutische Ausstellungen: Ziele und Rahmenbedingungen

Ausstellungen im weit gespannten Spektrum zwischen pädagogischer und therapeutischer Arbeit können im Hinblick auf einige Zielsetzungen einen Überschneidungsbereich aufweisen, z.B. in der Ausrichtung auf die Förderung der Persönlichkeitsentwicklung oder eine Stärkung des Selbstbewusstseins. Im Gesamt ihrer Zielsetzungen wie auch in ihren Durchführungsbedingungen unterscheiden sie sich jedoch deutlich: Während der Fokus von Ausstellungen im kunstpädagogischen oder schulischen Kontext auf der Darstellung von Ergebnissen eines Lernprozesses liegt, sind Ausstellungen von Werken aus der Kunsttherapie bzw. aus den künstlerischen Therapien darauf ausgerichtet, die therapeutischen Zielsetzungen zu unterstützen. Da kunsttherapeutische Prozesse der Schweigepflicht unterliegen und die Kunstwerke Eigentum der Patientin bzw. des Patienten sind, ist nicht nur deren Einverständnis eine Grundbedingung, sondern ebenso die gewissenhafte Abwägung der Ziele, Interessen und Unwägbarkeiten sowie die sensible Gestaltung des Rahmens, in dem die kunsttherapeutische Ausstellung stattfinden soll. Im Rahmen meiner kunsttherapeutischen Tätigkeit in der Clemens-August-Jugendklinik, einem Fachkrankenhaus für Kinder- und Jugendpsychiatrie und -psychotherapie, habe ich Einzel- und Gruppenausstellungen mit unterschiedlichen Zielsetzungen und Rahmenbedingungen durchgeführt:

Die Gruppenausstellung „Kreativität" im Jahr 2000 sollte beispielsweise die Bedeutung des kreativen Schaffens in den Blick rücken und einen Einblick in die Möglichkeiten der Kunsttherapie vermitteln. Während diese Ausstellung u.a. der Etablierung der Kunsttherapie diente, stand das Projekt „Bildstörung", das gemeinsam mit der Hochschule für Künste im Sozialen (HKS) Ottersberg durchgeführt wurde, unter dem Aspekt einer forschenden und innovativen Zusammenarbeit, die den jugendlichen Patienten wie auch den teilnehmenden Studierenden neue Erfahrungsräume eröffnen konnte (Böhm et al., 2012). Die Werke, die in diesem interaktiven Kunstprojekt entstanden sind, wurden als Gruppenausstellungen sowohl in der Klinik, in ungewöhnlichen öffentlichen Räumen, wie einem leerstehenden Geschäft im Ort, als auch in der HKS Ottersberg präsentiert (4).

Einzelausstellungen mit Werken von Patientinnen oder Patienten bedürfen einer besonderen Sorgfalt. Der experimentelle, suchende und oft fragile Charakter, der im geschützten Rahmen der Kunsttherapie entstandenen Werke, entspricht nicht der Absicht, sie an die Öffentlichkeit zu zerren. Sofern sie jedoch die wiedergewonnene Kraft, Dynamik und Lebensfreude oder auch überwundenes Leid darstellen, können sie nach Absprache und mit Einverständnis der Beteiligten in öffentlichen Räumen gezeigt werden. So profitierte beispielsweise die 16-jährige Manuela sehr von ihrer Einzelausstellung zum Abschluss ihres dreimonatigen Aufenthaltes in der Klinik (5). Die Eltern hatten sich hilfesuchend an die Jugendklinik gewandt, da ihre Tochter sich immer mehr zurückziehen würde, keinerlei soziale Kontakte mehr pflege und sie ihnen lustlos und antriebsarm erscheine. Während ihres Klinikaufenthaltes in einer soziotherapeutischen Gleichaltrigengruppe kam Manuela auch zweimal wöchentlich zu Einzelterminen in die Kunsttherapie. Hier wirkte sie sehr freundlich und war bemüht, alles richtig zu machen. Als künstlerisches Ausdrucksmedium wählte sie das Aquarellieren auf kleinem Format. Die mangelnde Kontrolle und die vielen damit verbunden Unwägbarkeiten frustrierten sie so stark, dass sie nach einigen Versuchen nur noch lustlos im Aquarellkasten herumstocherte. Nach einer längeren Beobachtungsphase, in der sich dieses Verhalten nicht änderte, wurde sie darauf hin angesprochen und ermuntert, etwas Gegenteiliges auszuprobieren. Der Vorschlag des Kunsttherapeuten, etwas Außergewöhnliches zu machen, interessierte sie. Im weiteren Verlauf malte sie mit großem Pinsel auf großem Format. Durch die mangelnde Übersichtlichkeit des großen Formates beeinflusst, konnte sie sich auf die Zufälligkeiten einlassen und entwickelte einen für sie neuen und faszinierenden Stil. Um dieses Neue auch nach außen zu bringen, nahm sie nach längerer Bedenkzeit die Möglichkeit einer Ausstellung an. Gemeinsam mit dem Kunsttherapeuten wurde die Ausstellung vorbereitet und im Klinikflur vor dem Raum der Kunsttherapie arrangiert. Sie lud ihre ältere Schwester und ihre Eltern zur Ausstellungseröffnung ein. Zu ihrer Freude kamen auch ihre Klassenlehrerin und viele ihrer Mitschülerinnen und Freundinnen. Die Mädchen ihrer Stationsgruppe hatten großen Spaß daran, für ein entsprechendes Catering zu sorgen. Der Chefarzt der Klinik eröffnete vor zahlreichen klinikinternen Gästen die Ausstellung, der Kunsttherapeut hielt die Laudatio und stellte die Künstlerin und ihre künstlerische Entwicklung vor. Der Vater machte von beiden ein Foto und suchte – mit dem Foto auf dem Display seines Smartphones – das Gespräch mit den beteiligten Therapeuten. Manuela wirke glücklich wie nie, meinte er, zeigte dabei auf das Foto und teilte mit, dass er als Vater sie jetzt gerne weiter unterstützen und die Rolle des wertschätzenden Begleiters übernehmen wolle. Hier zeigt sich, dass eine im Rahmen der Kunsttherapie stattfindende Ausstellung mit einer wertschätzenden Eröffnungsrede nicht nur das Selbstwertgefühl der Jugendlichen steigern kann, sondern auch für die eingeladenen Besucher von Bedeutung ist: Der Vater nimmt seine Tochter auf neue Weise wahr und findet zudem im Kunsttherapeuten als Laudator ein anregendes Modell für die Beziehungsgestaltung zu ihr.

In den seltensten Fällen kann eine Ausstellung in einem solchen Rahmen stattfinden, wie am Beispiel von Manuela aufgezeigt. Um dennoch zum Abschluss der Kunsttherapie vielen Patientinnen und Patienten die Möglichkeit der Darstellung und Reflexion ihres künstlerischen Prozesses zu bieten, habe ich das Konzept der „imaginären Ausstellung“ entwickelt, in dessen Zentrum eine „imaginäre Vernissage mit Laudatio“ steht. Da es in das multidisziplinäre Behandlungskonzept der Clemens-August-Jugendklinik eingebettet ist, möchte ich das dort praktizierte kunsttherapeutische Arbeitsmodell kurz vorstellen (vgl.: Böhm, 2012: 57 ff): Nachdem im therapeutischen Team der

Behandlungsplan abgesprochen ist, kommen Kinder und Jugendliche zweimal wöchentlich zu Einzelterminen in die Kunsttherapie. Anders als im schulisch gewohnten Kontext, brauchen sie sich nicht an Vorgaben, Vergleichen und Bewertungen zu orientieren. Sie werden vom Kunsttherapeuten willkommen geheißen: „Du bist die Künstlerin (bzw. der Künstler). Du kannst das machen, was Dir Spaß macht. Du hast Deinen Kunsttherapeuten als Deinen persönlichen Assistenten.“ Schon gleich bei der ersten Kontaktaufnahme wird durch die Rollenverteilung „Künstlerin bzw. Künstler und persönlicher Assistent“ ein Rahmen für die Beziehungsgestaltung vorgegeben. Er verweist auf die Möglichkeit des Strebens nach Autonomie, das in der jugendlichen Entwicklungsphase vorherrschend, aber auch mit vielen Unsicherheiten behaftet ist. Gleichzeitig wird in diesem Arbeitsmodell wohlwollende und auf einen Entwicklungsprozess bezogene Unterstützung und Orientierung durch einen Erwachsenen gegeben. Um den Unsicherheiten zu begegnen, werden die Patienten angeregt, künstlerisch zu forschen und zu experimentieren, dabei unbekannte Materialien zu erproben, um sich leichter von alten Mustern lösen zu können, die auf die Leistungserfüllung vorgegebener (Lern-)Ziele ausgerichtet sind. Hier sei auf das Konzept der „Dezentrierung“ und der „low-skill-high-sensitivity“ nach Paolo Knill verwiesen (Eberhard / Knill, 2009: 101 ff): Es zeigt Kunst- und Kreativtherapeuten auf, wie sie durch kleine Anregungen, z.B. zur spielerischen Materialerkundung, Patienten dazu anregen können, sich auf divergente Wege der Dezentrierung zu begeben. Aus dem Erkunden der Farben Rot und Schwarz können sich beispielsweise plötzlich Assoziationen zum Erleben der eigenen Wut ergeben. Aus der künstlerischen Auseinandersetzung mit diesem Thema folgen schließlich neue Erkenntnisse für die Patienten, die sie auch auf andere Bereiche ihres Lebens übertragen können. Erkenntnisse, die der Kunsttherapeut durch dieses Vorgehen gewinnt, kann er dem kollegialen Team vermitteln, z.B. in den gemeinsamen Fallbesprechungen und der Supervision, sodass sie als Bereicherung in den gesamttherapeutischen Prozess einfließen können.

Im Folgenden wird anhand eines Fallbeispiels zunächst der künstlerisch-therapeutische Prozess einer Jugendlichen vorgestellt, in dem der Kunsttherapeut in der Rolle des Assistenten prozesssteuernde Impulse setzt und Hilfestellungen gibt. Anschließend wird anhand des Fallbeispiels die abschließende Reflexion des kunsttherapeutischen Prozesses dargelegt, die nach dem vom Autor entwickelten Konzept der imaginären Ausstellung erfolgt.

Der Kunsttherapeut als Assistent: Ein künstlerisch-therapeutischer Prozessverlauf

Als jüngste Tochter einer Akademikerfamilie war die 17-jährige Dorothea ihren Eltern aus dem Blick geraten und wurde zunehmend depressiv (5). Bei der letzten Vorsorgeuntersuchung waren dem Kinderarzt zudem massive Selbstverletzungen an versteckten Stellen aufgefallen. Als sie bei uns in der Jugendklinik aufgenommen wurde, wirkte sie depressiv und verhielt sich auf der Station im Kontakt sehr zurückhaltend, konnte in der Psychotherapie aber über ihre „schlechten" Gefühle sprechen und Hilfe bekommen. Dorothea war mir aus der kreativtherapeutischen Gruppe „music&arts" bekannt, die ich gemeinsam mit unserer Musiktherapeutin leite. Hier bieten wir den Jugendlichen in einer gemischtgeschlechtlichen größeren Gruppe einen Möglichkeitsraum an, in dem sie intermediäre Erfahrungen mit verschiedenen künstlerischen Ausdrucksformen sammeln können. Gerade die Übergänge zwischen den einzelnen künstlerischen Modalitäten halfen Dorothea sich auszudrücken, ohne sich zu hinterfragen oder bewerten zu müssen. In diesem Freiraum malte sie an gemeinsamen Bildern mit, erfand Geschichten dazu, die wiederum mit den anderen Jugendlichen in Performances, Tanz und Theaterstücke umgesetzt oder musikalisch vertont wurden. Dorothea brachte außergewöhnliche Ideen ein. Da sie sich und ihre Fähigkeiten in der großen Gruppe aber nicht gerne zeigen mochte, bekam sie zusätzlich einen Einzeltermin in der Kunsttherapie. „Kunst macht mir ganz viel Spaß", mit diesen Worten kam sie fröhlich in die erste Kunsttherapiestunde und ließ sich auf einen intensiven künstlerisch-kunsttherapeutischen Prozess ein (vorausgestellte Abb. 1):

In der Nachbesprechung zu ihrem ersten Bild[1] war Dorothea zunächst mit ihren depressiven Gefühlen konfrontiert (6). Gemeinsame Bewegungsübungen (vgl. Rahm, 1995: 94 f) aus der kauernden Haltung heraus in die gehobene Streckung inspirierten sie zum nächsten Bild, einer sich vielfach bewegenden Figur[2], auf das eine Serie von expressiven Bewegungsbildern[3] folgte. Darauffolgend befasste sie sich mit der menschlichen Figur und meinte, dass sie Anatomie interessierte und später Ärztin werden wolle. Da ihr die Darstellung aber misslungen erschien, versuchten wir gemeinsam das Bild[4] zu retten, was sie zu fantastischen Ideen beflügelte. Auch beim nächsten Bild[5] war meine Hilfe gefragt – diesmal mit einer gezielten Aufgabe an mich. Dorothea wollte die perfekte Farbe für Blut haben und beauftragte mich als ihren Assistenten mit der Mischung. Während ich mich der zugeteilten Aufgabe widmete, befasste sie sich mit der Darstellung zerstückelter Gliedmaßen und krönte in provokativer Absicht ihr Bild mit der Darstellung einer Rasierklinge. Das von mir angemischte „Tintenblut" passte ihr – es gerann sehr schön zu hellem Rotbraun. In der nächsten Stunde war sie beim Anblick des Bildes erschrocken, nahm mit den Worten „Oh Gott" Abstand und wollte eine Zeichenstunde draußen haben. Auf die nächste Begegnung mit dem Bild reagierte sie mit einem offenen und erstaunten „Boah". Wir schlossen eine bewegte „Oh-Gott-Boah"-Performance an, in deren Anschluss Dorothea den therapeutischen Auftrag erhielt, während der nächsten Woche „Boah"-Momente auf ihrem Handy zu sammeln. Sie missachtete den Auftrag jedoch und reagierte auf meine Bitte, das Handy zu holen, mit einem lauten „Nein". Es schloss sich eine gemeinsame „Nein"-Performance an, in der ein spielerischer Umgang mit den Themen „Abgrenzung" und „Grenzüberschreitung" möglich war. Letzteren Aspekt griff ich in der nächsten Stunde mit ihr auf und klebte in einem unbemerkten Augenblick einen kleinen gelben Punkt auf ihr noch nicht begonnenes Bild[6]. Auf meine bewusst grenzüberschreitende Provokation reagierte Dorothea mit der energischen Gestaltung eines „Nein"-Bildes. Zum Abschluss äußerte sie den Wunsch, gemeinsam mit mir großformatige Bilder[7] zu gestalten.

Die schweren Selbstverletzungstendenzen dieser Jugendlichen waren mir aus dem Aktenstudium und den Dienstbesprechungen bekannt, sie wurden aber in keiner Phase der Kunsttherapie angesprochen. In der Kunsttherapie haben wir die Chance, in ästhetischen Auseinandersetzungen auf der Ebene des „So-als-Ob" in „eine Wirklichkeit im *alternativen Kontext*" (Eberhard / Knill, 2009: 54) zu treten. In Prozessen der Kunsttherapie ist es möglich, stellvertretend für die Veränderungen, die in der Realität oft bedrohlich wirken, analoge Entwicklungen zur realen Lebenswelt zu ermöglichen. Diese Stellvertretungsprozesse sind für die Patienten nicht so bedrohlich. Da es aber auch in der künstlerischen Auseinandersetzung im kreativen Prozess immer wieder zu instabilen Phasen kommt, die letztlich Neues ermöglichen, „ist eine vertrauensvolle und sichere therapeutische Beziehung in der Regel eine zentrale Voraussetzung. Therapeuten sollten sich dabei als Begleiter durch solche Phasen der Instabilität verstehen – die weder schubsen noch ein Bein stellen, noch bremsen und eigene Interessen verfolgen, sondern sich den Möglichkeiten und dem Tempo derer anpassen, die sich ihnen anvertraut haben." (Kris, 2012: 18)

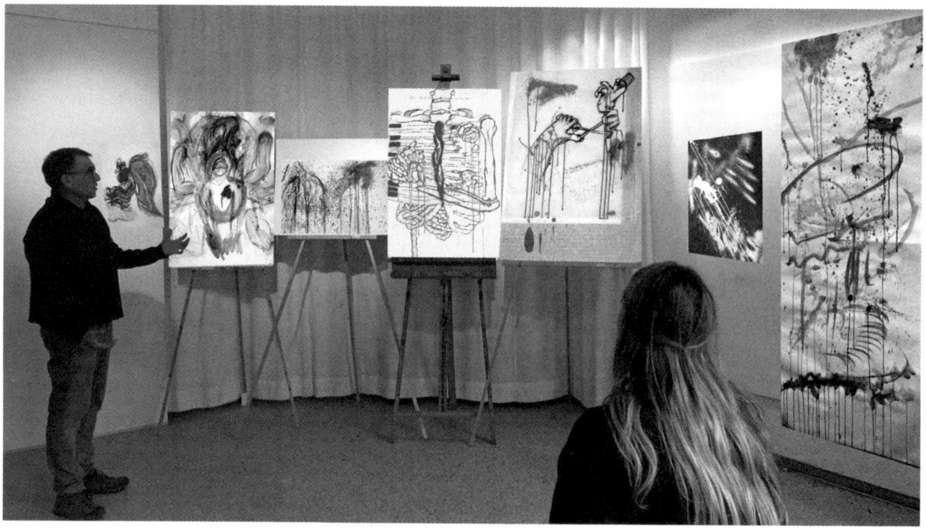

Abb. 2

Der Kunsttherapeut als Laudator: Die imaginäre Ausstellung als Abschluss des kunsttherapeutischen Prozesses

Ein so intensiver kunsttherapeutischer Prozess, wie ihn Dorothea erlebt und gestaltet hat, kann natürlich nicht in einer öffentlichen Ausstellung enden. Um in einer abschließenden Zusammenschau der entstandenen Werke und Reflexion des künstlerischen und kunsttherapeutischen Prozesses dennoch auf die Möglichkeiten und Atmosphären einer Ausstellungseröffnung zurückgreifen zu können, bietet sich das Konzept der imaginären Ausstellung an. Es beruht auf den Erfahrungen des Autors mit den intermedialen Möglichkeiten der Kunsttherapie, der Theatertherapie und dem in der Clemens-August-Jugendklinik entwickelten, kreativtherapeutischen Gruppenprojekt „music&arts“ (Böhm / Kuhlemann, 2014).

Das nach außen hin geschützte Atelier der Kunsttherapie kann bei Bedarf mit wenigen Handgriffen in eine Ausstellungsgalerie verwandelt werden: Ein weißer Vorhang wird vorgezogen, sodass der Arbeitsbereich des Ateliers nicht sichtbar ist. Davor werden mehrere Staffeleien gestellt, die mit Spots beleuchtet werden können (Abb. 2). Als Abschluss des kunsttherapeutischen Prozesses wird im letzten Einzeltermin gemeinsam mit der jugendlichen

Patientin diese Verwandlung vollzogen und die Abschlussausstellung aufgebaut. Für den gemeinsamen Reflexionsprozess setzen wir uns nebeneinander und erinnern uns an die Entstehung der einzelnen Bilder. Als sachliche Grundlage für die darauffolgende Imaginationsphase steht zunächst die „Was-Ebene" im Vordergrund. Der Austausch beginnt mit der Frage „Was hast du gemacht und an was kannst du dich erinnern?", der sich die Aufforderung anschließt „Erzähle kurz Bild für Bild." Die Patientin wird hierbei als Künstlerin bezeichnet, womit die in ihrem Lebensalltag anstehende wichtige Rollenveränderung vom kranken zum gesunden Menschen unterstützt werden soll. Der Künstlerin wird das imaginäre Setting erklärt, ich berichte von meinen Erfahrungen von Ausstellungseröffnungen und den Eröffnungsreden eines Laudators, der auf der Seite der Künstlerin stehe, ihr wohlgesonnen sei, mitunter aber auch übertreibe. Ich erzähle von den Reaktionen eines Künstlers, der von der Übertreibung überrascht gewesen sei und flüsternd geäußert habe: „Ich wusste ja noch gar nicht, dass ich das mit meiner Kunst gemeint habe". Ich biete der jugendlichen Künstlerin daraufhin an, dass ich für die Ausstellungeröffnung die Rolle des Laudators übernehme, was in der Regel begrüßt wird. Als Laudator positioniere ich mich stehend vor ein imaginäres Publikum: Ich erkläre zunächst, dass die Künstlerin anwesend sei und frage, wer außerdem noch zugegen sein solle. Es sind meistens die Eltern, die Familie und auch Freundinnen. Die üblichen Galeriebesucher werden in dieser Imagination hinzugezogen. Die Rede wird, wie im Improvisationstheater üblich, spontan in freier Rede gehalten. Als roter Faden dienen mir Assoziationen, die sich auf das gemeinsame Erleben im kunsttherapeutischen Prozess beziehen und dabei die künstlerische und damit verbundene menschliche Entwicklung würdigen; ergänzend finden Assoziationen in die Rede Eingang, die prospektiv auf den neuen Lebensabschnitt gerichtet sind. Für Dorothea könnte diese Rede so gehalten worden sein:

„Rücken Sie doch ein wenig näher zusammen, damit die Leute, die draußen vor der Galerie stehen, auch noch Platz finden. Ich möchte sie alle herzlich willkommen heißen hier in dieser kleinen Galerie, die sich zur Aufgabe gemacht hat, besonders die jungen Künstlerinnen und Künstler auszustellen und zu fördern. Wir erleben heute die allererste Ausstellung einer sehr jungen Künstlerin, die heute auch anwesend ist, und die ich ganz herzlich begrüße. Begrüßen möchte ich auch ihre Familie und Freunde und das an der jungen Kunst interessierte Publikum. Die Künstlerin ist mir nicht unbekannt. Bei der Vorbereitung dieser Ausstellung und meiner Rede habe ich sie öfter in ihrem

Atelier besucht und kann so auch von einigen Hintergründen berichten, die sie mir anvertraut hat. Die Künstlerin widmete sich zunächst der klassischen, figürlichen Malerei, die sie für sich weiterentwickelte und abstrahierte. Das erste, noch kleinformatige Bild zeigt ein Werk aus dieser Reihe. Von ihrer Tanzgruppe wurde sie zum nächsten Bild inspiriert, das unterschiedliche Bewegungen in einem Bild festhält. Ihre Freude am Tanzen ist sehr gut nachvollziehbar. Durch große, tanzende Bewegungen und mit mehreren Pinseln bewaffnet, entstanden Farbspritzbilder; eines davon ist hier ausgestellt. Zurück zu figuralen Motiven entwickelt die Künstlerin eine ganz eigene Formensprache. Mit Witz und Humor stellt sie die sonst eher negativ konnotierten menschlichen Zustände der Skelettierung und Verletzung dar. Betrachten Sie gerade dieses Bild noch einmal genau, Sie werden von den Details überrascht sein. Von der Performance Marina Abramovićs inspiriert, entwickelte die Künstlerin schließlich das nachfolgende Werk, bei dem sie auch auf einen Assistenten zurückgreifen konnte. Sie war sich, wie sie mir berichtete, nicht sicher, ob sie dieses Werk ausstellen solle, es könne schließlich bei sensiblen Betrachtern eigene zerstörerische Kräfte freisetzen. Dieses Werk weist aber so viel Hintergründiges in Form und Bedeutung auf, dass es als Kombination von Provokation und professioneller Gestaltung in dieser Ausstellung hier nicht fehlen darf. Beachten Sie auch hier wieder die Vielschichtigkeit, die mit mehreren übereinander liegenden Transparentpapieren, Cuttermessern und jeder Menge Kunstblut hervorgerufen wird. Im mittlerweile zur Ateliergemeinschaft gewachsenen Arbeitsraum rief die Provokation eines Künstlers das nächste Bild hervor. Er besaß die Frechheit ihr auf das schwarz grundierte Bild einen gelben Punkt zu setzen. In seiner Anwesenheit entstand das folgende Bild, das sich unvermittelt dessen Stil anglich. Gemeinsame Bilder folgten, eines davon bildet den Abschluss dieser Ausstellung und sicherlich den Auftakt zu einer großartigen Zusammenarbeit mit den übrigen Künstlern und Künstlerinnen der Gemeinschaft, die ich übrigens an dieser Stelle auch recht herzlich begrüßen möchte.“

Nach dem Applaus für die Künstlerin setze ich mich wieder zu ihr und frage, was stimmig oder was denn vielleicht maßlos übertrieben gewesen sei. Dorothea antwortet, dass es eigentlich schon stimme. Einer Tanzgruppe wäre sie bislang nicht beigetreten, nach den guten Erfahrungen mit dem Tanzen in der Mototherapie hier in der Jugendklinik sei das vielleicht eine gute Idee. Mit Marina Abramović habe sie sich fasziniert in der Schule im Kunstunterricht beschäftigt. Sie habe jetzt auch richtig Lust bekommen in eine Malschule zu gehen, um gemeinsam mit anderen Jugendlichen Kunst zu machen.

Resümee

Das Konzept der „Imaginären Ausstellung“ bietet die Möglichkeit einer Perspektivänderung: Die Patientin wird zur Künstlerin und tritt so aus der Abhängigkeit eines therapeutischen Settings in die Autonomie eines künstlerischen Prozesses. Diese beiden Perspektiven bedingen sich wiederum gegenseitig. Die Ausstellung ist hier sowohl Finissage, indem sie den zurückliegenden Prozess betrachtet, als auch Vernissage zugleich, indem sie Ausblicke auf Neues gibt. Die ausgewählte Zusammenschau der Werke führt die künstlerischen Entwicklungen vor Augen und bietet ein sichtbares Gegenüber für die Reflexion des gesamten, in der Klinik zurückgelegten therapeutischen Prozesses. Auf einer Metaebene, die sich zwischen dem stellvertretenden kunsttherapeutischen Prozess und der Realität befindet, können Therapieerfolge sowie positive Erfahrungen in anderen Bereichen, neue soziale Erfahrungen und der Mut zur Veränderung indirekt angesprochen werden. Ohne es formulieren zu müssen, ist erfahrungsgemäß diese parallele Entwicklung den jugendlichen Patientinnen und Patienten gegenwärtig; eine konkrete Ansprache der Realität ist nicht nötig, sie würde in diesem Kontext vielleicht sogar desillusionieren. Durch wohlwollende Blicke, Gesten oder anerkennende Worte wie: „Da hast Du aber viel geschafft hier in der Klinik, in der Kunst und auch für Dich“, wird die gleichzeitige künstlerische und menschliche Entwicklung zusammengefasst und von den Jugendlichen bemerkt und verstanden.

Zum Schluss werden die Bilder abgenommen, aufgerollt und mit einem von der Patientin selbst ausgesuchten Geschenkband verknotet, um symbolisch die Bilder zu schützen. Der Kunsttherapeut verabschiedet sich mit den Worten „Ich überreiche Dir hier ein Geschenk, ein Geschenk, das Du Dir selber gemacht hast“.

Anmerkungen

(1) Für eine gendergerechte Sprache werden hier aus Gründen der Lesbarkeit unterschiedliche sprachliche Strategien verwendet.

(2) Petzold, Hilarion G., mündliche Mitteilung, eigene Mitschrift während des Basisseminars „Integrative Therapie“ am 30.06.1997.

(3) Im Syker Vorwerk fand vom 09.02. – 22.04.2019 die Ausstellung „Bildersprachen“ statt und hatte zum Thema, wie über Kunst gesprochen werden kann. Die ausgestellten Werke waren anhand von Beßlings veröffentlichten Eröffnungsreden ausgewählt worden.

(4) Zum Projekt „Bildstörung" fanden zwischen 2010 und 2011 fünf Projekttage statt, an denen Studierende der HKS und jugendliche Patienten der Clemens-August-Jugendklinik sich in gemeinsamen künstlerischen Prozessen auf Augenhöhe begegneten und neue Erfahrungen machen konnten. Das Projekt wurde wissenschaftlich begleitet, dokumentiert und mit dem Buch „Bildstörung" (s.u.) veröffentlicht (s.a.: www.kunsttherapieforschung.de → Forschungsprojekte → Archiv → Bildstoerung)

(5) Namen geändert

(6) Die hochgestellten Ziffern 1 bis 7 verweisen auf die Reihenfolge der Bilder (von links nach rechts), wie sie – dem therapeutischen Prozess folgend – in der imaginären Ausstellung angeordnet wurden Foto (Abb. 2)

Abbildungen

Abb. 1: Collage der sieben für die imaginäre Ausstellung ausgewählten Bilder (Collage: Martin Böhm, 2020)

Abb. 2: die imaginäre Ausstellung (Das Foto ist nachgestellt und zeigt eine Statistin. Die Bildfolge wurde mittels Photoshop eingefügt; Foto: Oliver Schöndube; Bearbeitung: Martin Böhm; 2019)

Literatur

Beßling, Rainer (2018). *Bildersprachen. Reden über Kunst.* Bremen: Verlag Open Space Edition

Böhm, Martin / Romberg, Andreas / Sinapius, Peter (Hrsg.) (2012). *Bildstörung, Künstlerische Projektarbeit in der Kinder- und Jugendpsychiatrie.* Köln: Claus Richter Verlag

Böhm, Martin (2012). *Kreative Prozesse.* S.56-66 in: Böhm, Martin / Romberg, Andreas / Sinapius, Peter (Hrsg.). *Bildstörung, Künstlerische Projektarbeit in der Kinder- und Jugendpsychiatrie.* Köln: Claus Richter Verlag

Böhm, Martin / Kuhlemann Anne (2014). *Music & arts.* https://www.clemensaugust.de/jugendklinik/downloads/ letzter Zugriff 30.10.2019

Eberhardt, Herbert / Knill Paolo J. (2009). *Lösungskunst. Lehrbuch der kunst- und ressourcenorientierten Arbeit.* Göttingen: Vandenhoeck & Ruprecht

Kriz, Jürgen (2012). *Die professionell helfende Beziehung. Aspekte zum Verständnis von Unterstützung und Destruktion bei Entwicklungsschritten.* S. 7-20 in: Integrative Therapie, Zeitschrift für vergleichende Psychotherapie und Methodenintegration, 38,1. Wien: Krammer Verlag

Rahm, Dorothea / Otte, Hilka / Bosse, Susanne / Ruhe-Hollenbach, Hannelore (1995). *Einführung in die Integrative Therapie: Grundlagen und Praxis.* Paderborn: Junfermann

Kontakt:
Martin Böhm
martin.kunst.boehm@web.de

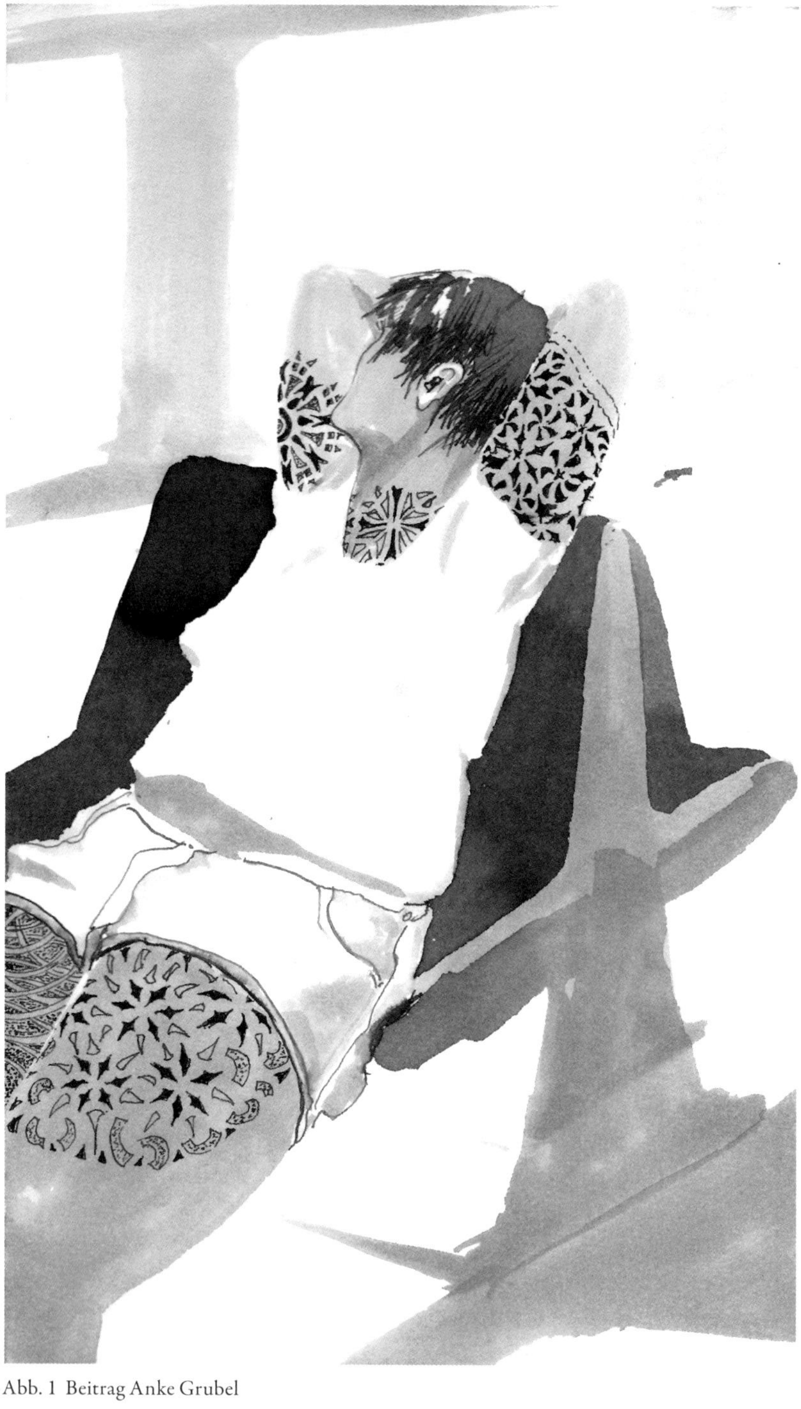

Abb. 1 Beitrag Anke Grubel

Tätowierung im Spannungsfeld zwischen Selbstschädigung und Selbstheilung

Anke Grubel

Zusammenfassung: Tätowierungen machen die Körperoberfläche zur Ausstellung. In dem kulturübergreifenden Phänomen kommen Bestrebungen zum Ausdruck, die menschliche Erscheinung artifiziell zu verändern. Aus kunsttherapeutischer Perspektive wird eine Differenzierung zwischen klinisch relevantem, selbstverletzendem Gebrauch und kreativer Gestaltung der Haut vorgenommen. In beidem werden Bedürfnisse nach Transformation und Heilung identifiziert. Der Fokus wird auf Übergänge von symptomatischer Selbstschädigung zu ästhetisch motivierter Symbolisierung gerichtet. Ein Verzicht auf den Körper als primärem Austragungsort für innerpsychische Konflikte zugunsten zwischenmenschlicher Kommunikation wird als Progression beschrieben.

Schlüsselwörter: Kommunikation – Kunsttherapie – Selbstverletzung – Symbolisierung – Symptom – Tätowierung – Transformation

Tattoo – Reaching from Self-harm to Self-healing

Anke Grubel

Summary: Tattoos turn body surface into an exhibition. As cross-cultural phenomenon, tattoos are recognized as an expression of the human desire to artificially enhance one's appearance. From an art therapy perspective, a differentiation is made between the utilization of the skin in clinically relevant self-harming behavior and creative process. Identified in both forms of skin manipulation is a yearning for transformation and healing. The focus is directed onto transitions from symptomatic self-harming activity to aesthetically motivated symbolization. This paper considers relinquishing the body as primary territory for enactment of conflict in favor of interpersonal communication a progression.

Key words: communication – art therapy – self-harming – symbolization – symptom – tattoo – transformation

Die Präsentation von Tätowierungen kann als Ausstellung betrachtet werden, die nicht exklusiv und nicht kuratiert existiert. Menschen zeigen in dieser öffentlichen Schau (engl. Exhibition) aus eigener Motivation ihre Hautbilder. Der Selbstausdruck in der Haut, mitteilsam, lockend, verführend, abschreckend oder warnend, bietet vielfältige Anlässe zur Reflexion. Was wird bereitwillig gezeigt, was nur teilweise offenbart? Wovon erzählt die Bildersprache? Welche persönlichen Beweggründe und Bedürfnisse werden über den Hautausdruck vermittelt? (Abb. 1) Wird Individuelles von innen nach außen gekehrt oder begehrenswert Fremdes einverleibt?

Tätowierungen sind als Kunst am Körper mit der Menschheitsgeschichte von Beginn an verbunden und als Kulturphänomen anzusehen. Innerhalb sozialer Gemeinschaften kamen den Zeichen in der Haut unterschiedliche Bedeutungen zu, die entweder sozial integrierend oder ausgrenzend aufgefasst wurden. Für die kunsttherapeutische Praxis ist von Interesse, welche Motivation mit einer Tätowierung verbunden ist. Bedeutsam sein können dabei beide Wirkrichtungen, sowohl die nach innen zum Selbst, als auch die nach außen in das soziale Umfeld gerichtete. Langjährige kunsttherapeutische Arbeit mit Jugendlichen in stationärer psychiatrischer, psychosomatischer und psychotherapeutischer Behandlung lässt die Autorin den Fokus auf eine Differenzierung von notwendig gesuchter Selbstregulation im selbstverletzenden Verhalten und bewusster Gestaltung in Form von Tätowierungen richten. Es wird der Frage nachgegangen, ob Übergänge von symptomatischer Selbstschädigung zu einem bildnerisch-gestaltenden Gebrauch der eigenen Haut als Entwicklungsschritte anzusehen sind. Dies soll zur Diskussion beitragen, in welcher Weise die Haut als Mittel zum kreativen Selbstausdruck einbezogen werden kann.

Kulturphänomen Tätowierung

Die Geschichte des Tätowierens lässt die Universalität des menschlichen Bedürfnisses nach Hautmarkierungen erahnen. Sie führt über die bevölkerten Kontinente hinweg, durch die Geschichte der Menschheit hindurch, zum Zusammenleben in Gesellschaften, hinein in intime zwischenmenschliche Beziehungen, bis in die Tiefe der individuellen Psyche.

Einige der Funktionen, die Tätowierungen im sozialen Zusammenleben von Stammesgesellschaften und Kulturen im Laufe der Geschichte zukamen, werden hier exemplarisch aufgegriffen. Gilbert (2000) trägt historische Quellen und Bilddokumentation von Tattoo-Kunst und Handwerk aus diversen Kulturen zusammen. Jahrtausende alte Beispiele sind Markierungen in der Haut „Ötzis“, Inskriptionen an Grabfunden aus ägyptischer Zeit und an Mumien aus der Region zwischen Russland und China. In der Antike war das Markieren der Haut gesellschaftlich verpönt. Gefangene und Sklaven wurden jedoch gezielt stigmatisiert (Stigma: lat. Stich, Zeichen, Wundmal). Griechische und römische Autoren erwähnten das Stigmatisieren als Form der Bestrafung. Das sich in diesem Umfeld entwickelnde Christentum gebrauchte Kennzeichnungen in der Haut zunächst als auszeichnende Erkennungsmerkmale innerhalb der Randgruppe. Allmählich und mit zunehmendem Machteinfluss jedoch belegte es die Verbreitung von Hautmarkierungen mit Verbot. Allein den Stigmata am gekreuzigten Christus kam Heiligung zu. Vor nur zwei Generationen verdichteten sich derartig gegensätzliche Interpretationen von Hautmarkierungen im Nationalsozialismus. Tätowierungen wurden generell abgelehnt, jedoch als stigmatisierende Nummerierungen in den Konzentrationslagern eingesetzt. Gleichzeitig galt die tätowierte Blutgruppe als elitäres Erkennungszeichen der Waffen SS.

Die von Gilbert zusammengetragenen Berichte und Zeichnungen der seefahrenden europäischen Entdecker vermitteln Eindrücke von den aufwändigen Designs der Stammeskulturen der Pazifischen Inseln. Die Phase der europäischen Expansion führte dort in Folge der Missionarisierung zu einer europäisch-christlich motivierten Unterdrückung der Tattoo-Kulturen (tahitian: tatto, to mark, to tap). Sowohl Missionare als auch koloniale Siedler sahen in den Tattoo-Ritualen befremdliche und bedrohliche Aspekte. Dem Herrschaftsanspruch der Europäer waren identitätsstiftende, den sozialen Status und Rang repräsentierende Tattoos ein Dorn im Auge. Sie unterwarfen meist die indigene Bevölkerung dem Zwang, ihre Haut unter europäischer Kleidung zu verbergen. In der Folge gewannen traditionelle Tattoos im Widerstand gegen die koloniale Beherrschung erneut an Bedeutung. Neben Abscheu riefen sinnlich-erotische, magisch-religiöse oder transzendentale Bedeutungen der fremden Tattoos Faszination und Verlockungen wach. Das Begehren europäischer Seefahrer, sich Tattoos anzueignen und als Souvenier in ihrer Haut mitzunehmen, trug zur Wiedererweckung des Tätowierungsbedürfnisses in Europa bei. Was sie vom Kunsthandwerk des Tätowierens abschauen konnten, brachten die Seeleute mit und etablierten in den Hafenstädten Europas die ersten Tattoo-Shops. Damit leiteten sie in eine Renaissance der Tätowier-Kunst ein. Seit Mitte des vergangenen Jahrhunderts wird eine Entwicklung beschrieben, in welcher sich unterschiedliche Kulturen und Stile gegenseitig befruchten. Tattoo Conventions (erstmalig 1976) und die Veröffentlichung von „Tattootime“ (ab 1982) initiierten eine „postmoderne“ Phase (Hardy bei Gilbert, 2000: 202).

Borkenhagen (2019) sowie Stirn und Zannoni (2019) stellen die beachtliche Zunahme von Tätowierungen in unserem Kulturkreis, wie auch die Popularität anderer Formen der Körpermanipulation (Piercing, Schönheitsoperationen), in den Kontext einer fortschreitenden Individualisierung und medialen Kommerzialisierung unserer Gesellschaft: Die Suche nach einem individuellen Ausdruck führe zum Rückgriff auf den eigenen Körper. Die ästhetische Aufwertung des Körpers diene der Vergewisserung des Selbst und der Akzentuierung der eigenen Identität.

Hautmanipulation geachtet oder geächtet?

Bei Naturvölkern werden Zeichnungen auf und in der Haut in erster Linie eingesetzt, um die soziale Stellung einer Person zu definieren. Insbesondere beim Übergang zum Erwachsenwerden nimmt das Markieren der Haut in diversen Kulturen und Religionen eine zentrale Rolle ein. Traditionell gelten körperliche Herausforderungen als Prüfung dafür, ob der junge Mensch reif genug ist, die Verantwortung des Erwachsenseins zu tragen und die damit verbundenen Privilegien zu erhalten. Die Leiden werden als Tribut für eine altersgerechte Anerkennung innerhalb der Gemeinschaft oder die Aufnahme in eine spezielle Gruppe abverlangt (engl.: rite of passage). Die körperliche Erfahrung macht das Überschreiten spürbar. Bleibende Markierungen in der Haut können darüber hinaus der Erinnerung und Warnung dienen, dass Übertretungen der in der jeweiligen Gemeinschaft gültigen Grenzen Konsequenzen folgen (Milia, 2000: 28). Ritualisiert ausgeführte Hautmanipulationen wie Tattooing, Piercing, Skarifizierung (Schmucknarben), Beschneidungsrituale und Female Genital Mutilation (weibliche Genitalverstümmelung) gelten, trotz ihrer häufig traumatisierenden Wirkung auf das Individuum, in ihren jeweiligen Gesellschaften als Auszeichnungen, mit denen ein Gewinn an Anerkennung und Respekt einhergeht. Durch die Einbettung in magisch-spirituelle bzw. religiöse Funktionen der Gemeinschaft wird eine positive Bewertung der Körperverletzung gewährleistet. Die symbolische Bedeutung der Körpermanipulation begründet auch deren ästhetische Bewertung. Im Gegensatz zu Hautmarkierungen, die mit Zustimmung der Gemeinschaft vollzogen werden, im Sinne positiv sanktionierter, „geheiligter" Akte (1) werden andersartige Hautmanipulationen als abweichend missbilligt und führen zu Ausgrenzungen. Ob der Umgang mit der Haut Achtung oder Ächtung erfährt, wird in der Regel durch die jeweils vorherrschenden gesellschaftlichen Instanzen bestimmt.

Transformation

Tätowierungen sind zeitaufwändige schmerzvolle Prozesse, denen längere Phasen von Wundheilung folgen. Ähnlich wie bei Übergangsritualen von der Kindheit zum Erwachsenenalter scheint der Bedeutung des Schmerzes auch in individuell angestrebten Transformationsprozessen eine wesentliche Aufgabe zuzukommen. Dem eigenen Körper Außerordentliches abzuverlangen und die Fähigkeit, Tätowierungsprozeduren auszuhalten, kommt einer Prüfung gleich, deren Bestehen Anerkennung verheißt. In Übereinstimmung mit praktizierenden Tattoo-Künstlern unterscheidet Hewitt (1997: 75) zwischen der Motivation, die vorrangig das ästhetische Ergebnis zum Ziel habe und jener, bei der bereits die schmerzvolle Prozedur des Stechens und Injizierens von Pigmenten an sich eine wichtige Funktion erfülle.

Bestrebungen, durch kreative Umwandlungen belastende Ereignisse zu überwinden oder einen innerpsychischen Entwicklungsprozess herbeizuführen, sind in der Kunst verbreitet und in der Kunsttherapie zentral. Nachvollziehbar ist somit die Motivation, mittels Tätowierungen Narben kreativ zu verdecken und zu verwandeln, und die Fülle derartiger Beispiele in den sozialen Medien überrascht nicht. Neben Brand-, Unfall- und Operationsnarben spielen kreative Überarbeitungen von Narben aus klinisch definiertem selbstverletzendem Verhalten eine erhebliche Rolle.

Hautaufgaben

Die Haut ist unser größtes Organ und zugleich primäres Organ in der Wahrnehmung von Wohlbefinden und Schmerz sowie sexueller Erregung. Anzieu (1998) befasst sich mit dem „Haut-Ich" und beschreibt vielschichtige Wechselbeziehungen zwischen physischen und psychischen Funktionen der Haut.

Insbesondere hebt er deren Einfluss auf unsere Entwicklung eines Grundgefühls von Integrität hervor: Das „Haut-Ich“ entwickele sich in Abhängigkeit von empfindsam berührenden, regulierenden und stützenden Beziehungen im Kindesalter. Entsprechende Fürsorge seitens der primären Bezugspersonen sei notwendig als Schutz gegen Zustände der Überreizung, bis sich das wachsende Ich ausreichend auf das eigene Haut-Ich stützen könne (Anzieu, 1998: 136). In Folge von hinreichend guten Erfahrungen vermag die Haut als sichere Hülle sowohl Berührungssensibilität als auch Reizschutz bieten. Lebenslang dient sie dazu den Kontakt zur Umwelt zu regulieren, vermittelt von außen nach innen und von innen nach außen. Die Haut reagiert und bildet in ihrer Beschaffenheit unsere Befindlichkeit ab. Störungen können Spuren hinterlassen. Die „Zeichen dieser Störungen“, so Anzieu, trage die Haut in „ihrer Ausformung, Oberflächenbeschaffenheit, ihrer Färbung sowie ihren Narben“ (ebd.: 30). Dies lässt sich auf die Betrachtung von Tätowierungen ausweiten.

Reizschwelle

Bei nicht ausreichend empathischer Fürsorge durch vernachlässigende, überfürsorgliche oder misshandelnde primäre Bezugspersonen drohen Missempfindungen überhand zu nehmen. Wird die Reizschutzfunktion der Körperhülle eines Säuglings überfordert, wird von einem traumatisierenden Durchbrechen der individuellen Reizschwelle gesprochen. „Trifft ein Trauma die Seele oder den Körper unvorbereitet [...] dann wirkt es auf Körper und Geist zerstörend, d.h. durch Zerlegung zerstörend“ (Ferenczi bei Hirsch, 2002: 25). Durch Traumatisierungen wird das Körper-Ich in seiner Ausbildung gestört (Sachsse, 2000: 98). Entsprechend wird das Haut-Ich „durchlöchert“ und als „Haut-Ich-Sieb“ bezeichnet (Anzieu, 1998: 135).

Im Zusammenhang mit selbstschädigendem Gebrauch der Haut im späteren Leben wird von realen Eingriffen, Übergriffen oder Angriffen auf die Körperhülle in früher Kindheit berichtet. Solche Traumata würden in der Folge als Drama am eigenen Körper reinszeniert. In der Tendenz zu Selbstbeschädigungen der Haut werden Neuinszenierungen von Kindesmisshandlung erkannt (Sachsse, 2000: 100). Außerdem macht eine hohe Korrelation zwischen Hautmanipulation und Biographien mit Inzest darauf aufmerksam, dass Missbrauchserfahrungen häufig eine Vermischung von physischen Grenzverletzungen und dem Erleben von Fürsorglichkeit zur Folge haben.

Mit dem selbstschädigenden Agieren wird dann das vertraute, destruktive Muster von Fürsorge rekapituliert. Die Umkehr von der hilflos-passiven in die ausführende Position, vermag dem Selbst das Gefühl von Kontrolle über den eigenen Körper verleihen.

Symptomhandlung oder Symbolisierung

Wurde die Haut in ihrer Funktion als organische Schutzhülle überfordert, kommt es vor, dass sie im Verlauf des Lebens notgedrungen zum Instrument der Selbstregulation wird. Hautbeschädigungen, denen eine Einbettung in ein gemeinschaftliches Ritual fehlt, werden tendenziell als pathologisch eingeordnet (Milia, 2000: 43). In unserem Kulturkreis wird die impulsive Selbstbeschädigung der Haut als Symptom definiert (2). Sachsse (2000) ist der Ansicht, dass unterschieden werden müsse, welche Wirkung mit der Selbstverletzung vom Menschen intendiert sei, und welche Wirkung dem Symptom aufgrund unseres kulturellen Kontextes zugewiesen wird. Ausschlaggebend für eine Symptomhandlung sei der anfänglich rein autistisch-narzisstische Vollzug ohne bewusst intendierte Signalfunktion an einen anderen (ebd.: 104). Gemeint ist selbstverletzendes Verhalten, mit welchem ein Mensch den Zustand unerträglicher Empfindungen zu erleichtern sucht. Ein impulsiver Akt, der in Situationen des Alleinseins, der Leere, der Dysphorie und völliger Hoffnungslosigkeit als „Antidepressivum" funktioniert (Sachsse, 1997: 50). Dissoziative Zustände, in welchen der Körper dem Erleben „quasi abhanden" komme, können durch die Verletzung der eigenen Haut beendet werden, indem sie helfen die eigene Körpergrenze wieder fühlbar zu machen und sich der eigenen Lebendigkeit zu versichern.

Statt Grenzverletzungen und Gewalterfahrungen zu benennen und wirksame Abgrenzung schaffen zu können, richten Betroffene die Gewalt gegen sich selbst. Auf diese Art werden direkte Konfrontationen mit den Bezugspersonen gemieden. Jene werden somit bewusst oder unbewusst vor Aggression im direkten Kontakt geschützt. Im Verständnis der Objektbeziehungstheorie entsteht eine derartige Psychodynamik dadurch, dass ein Kind seine Wahrnehmung mangelnder Fürsorge und Misshandlung opfert, um die Bezugspersonen, von denen es abhängig ist, als gute Objekte zu bewahren. Die Phantasie, selbst schlecht und Ursache der zugefügten Pein zu sein, lässt sich offenbar leichter ertragen (Sachsse, 1997: 47). Demnach geht das Bedürfnis,

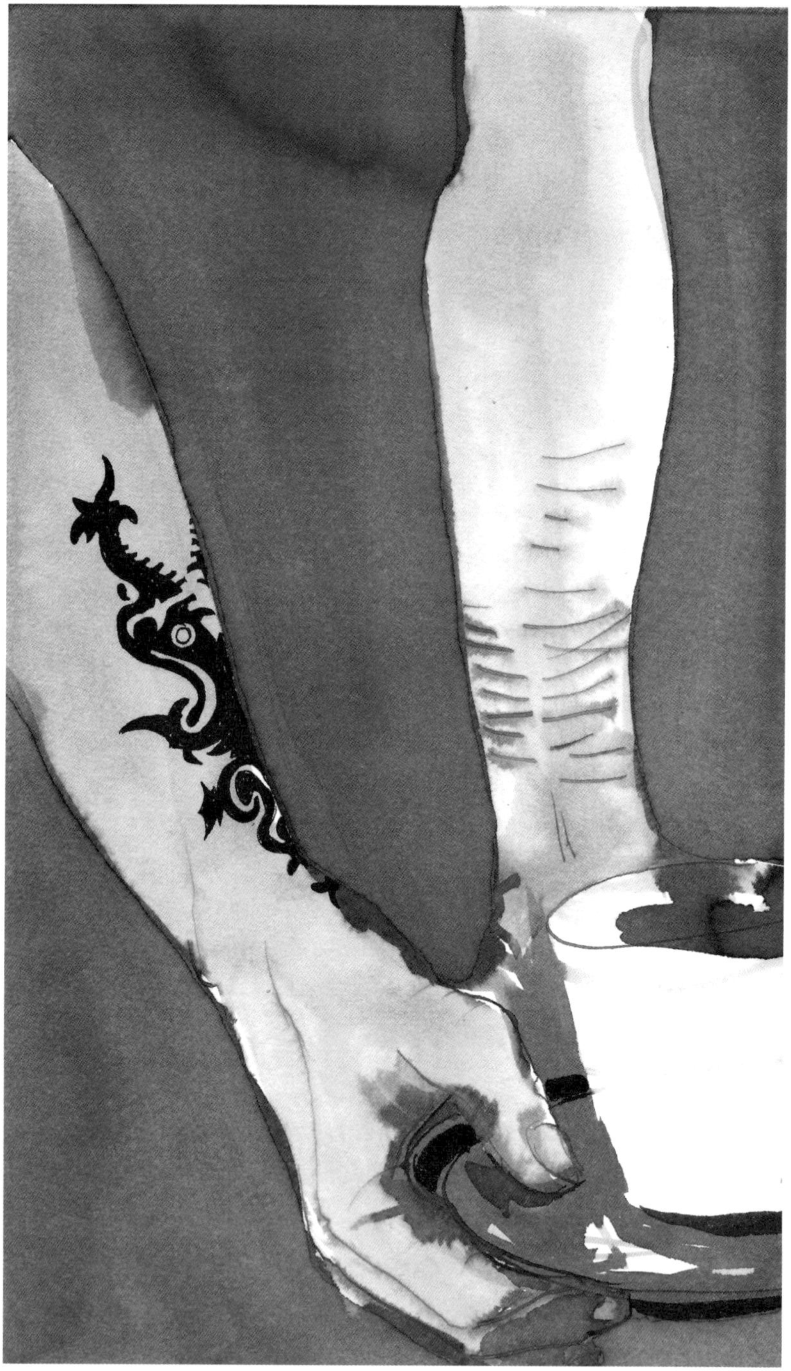

Abb. 2

gute innere Repräsentanzen der Bezugspersonen aufrecht zu erhalten, mit verstärkter Tendenz zu Selbstentwertung und Selbstbestrafung einher. So gesehen ist die Selbstverletzung eine weitgehend unbewusste Form der Aufopferung.

Zur Überlegung, in wie weit ein selbstschädigender Akt symbolischen Gehalt annehmen kann, merken Hewitt (1997) und Milia (2000) an, dass der Grad von Pathologie, welcher dem selbstschädigenden Akt zugeschrieben werde, mit der Fähigkeit zu symbolisieren korrespondiere. Die Fähigkeit zu symbolisieren sei grundlegend für eine reifere Kommunikation, wogegen mangelnde Symbolisierungsfähigkeit die individuelle Kapazität zur Kommunikation einschränke. Hirsch (2000) sieht im Gebrauch des „eigenen Körpers als Objekt" eine Folge von Störungen in den frühen Beziehungen und das Merkmal mangelnder Kommunikationsfähigkeit. Bei unzureichend entwickeltem Ausdruck von Bedürfnissen und entsprechend unbefriedigenden Antworten auf eigene Gefühle, werde auf den Körper (als Objekt) zurückgegriffen, in dem Versuch, Kontrolle über die eigenen Empfindungen und Emotionen zu gewinnen. Außerdem tritt das Körperagieren an die Stelle zwischenmenschlicher Kommunikation. In seinem Buch „Der eigene Körper als Symbol?" schreibt Hirsch: „So kann man sich vorstellen, dass der Körper da Symbolisierungsfunktion übernehmen muss, wo die Sprache versiegt, mit einer Körpersprache [die] sowohl mitteilt als auch verbirgt" (Hirsch 2002: 11).

Bei einer Differenzierung von selbstverletzendem Verhalten und Tätowierungen scheint demnach die Frage nach den Anteilen reiferer Symbolisierungsprozesse wesentlich. Während der Körper in beidem das Vehikel zum Ausdruck ist, bietet die Tätowierung größeren Spielraum für kreative Gestaltungsprozesse. Wenn ein Aufschub der unmittelbaren Bedürfnisbefriedigung möglich wird, so dass dadurch Gelegenheit zur Auseinandersetzung, Überlegungen und Gestaltung eingeräumt werden kann, trete Reflexion an die Stelle des Reflexes (Dannecker, 2006: 7). Im Unterschied zu einer impulsiven Bedürfnisbefriedigung in einer Art Entladung (Primärprozess), schaffe die an eine produktive Tätigkeit gebundene Energie (Sekundärprozess) dauerhaftere Befriedigung. Auf diese Weise schütze der symbolische Prozess „die Ganzheit des Individuums, indem er das von Impulsen getriebene Subjekt in Raum und Zeit von der Welt der realen Objekte distanziert" (ebd.: 9).

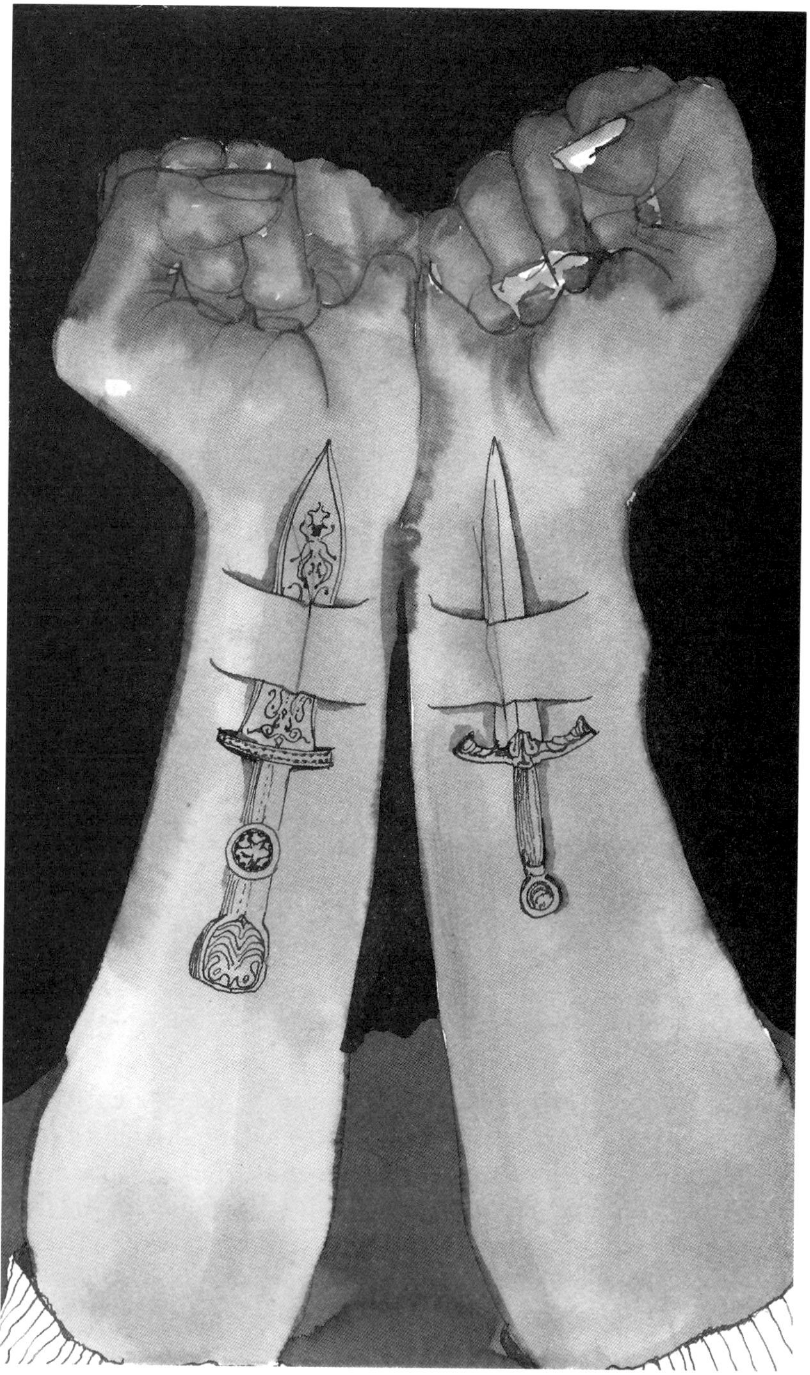
Abb. 3

Heilungsversuche

Sowohl in geachteten als auch als dysfunktional geächteten Formen der Hautmanipulation werden Heilungsversuche gesehen. Hewitt (1997) argumentiert, dass Bedürfnisse nach „grundlegender persönlicher Transformation" bei den sozial anerkannten, wie auch bei den als pathologisch eingeordneten Akten zu erkennen seien (Hewitt, 1997: 54). So wie kulturelle Rituale zum Ziel haben, Aspekte innerhalb der Gemeinschaft aufrecht zu erhalten, so hätten individuelle Akte selbstverletzenden Verhaltens den Selbsterhalt zum Ziel (Milia, 2000: 57). Auch Paar sieht im Selbstbeschädigungsakt „eine eigene kreative und selbstfürsorgliche Leistung des Patienten. Mit der Selbstbeschädigung eines Körperteils wird die Desintegration verhindert und das ganze Selbst gerettet" (Paar, 2002: 63). So gesehen, diene Selbstverletzung dem Selbsterhalt.

Obwohl selbstverletzendes Verhalten sofortige Entlastung innerer Spannungszustände ermöglicht, erweist sich der „befriedigende" Effekt als wenig beständig. Anders gesagt, ist im Heilungsversuch mit gewalttätigen Mitteln die transformatorische Wirkung für das Individuum gering. Eine erfolgreiche heilsame Veränderung des Selbst sei nach Hewitt (1997: 3) sowohl abhängig von dem Gehalt an symbolischer Bedeutung, den das Individuum dem selbstverletzenden Akt beimisst, als auch angewiesen auf eine korrespondierende Anerkennung seitens des sozialen Umfeldes.

Häufig werden als Beweggründe für Tätowierungen einschneidende Ereignisse genannt. Als Erinnerung an die Bewältigung persönlicher Lebenskrisen sollen sie zukünftig der Vergewisserung eigener Widerstandskraft dienen und Selbstbehauptung unterstützen. Die ästhetische Überarbeitung von Narben erhält eine bemerkenswerte Rolle bei der Bewältigung schmerzlicher Erfahrungen. Die Chance zur Veränderung einer Narbe durch eine Tätowierung entspricht dem in der Kunsttherapie zugrundeliegenden Verständnis von der Möglichkeit einer Verarbeitung mittels kreativer Prozesse. Mit Hilfe der gestaltend ausführenden Hand der Tattoo-Künstler*in können Spuren von Verletzungen eine kreative Uminterpretation und Wandel in ihrer Bedeutung erfahren, welche eine Integration der physisch-psychischen Narbe unterstützen.

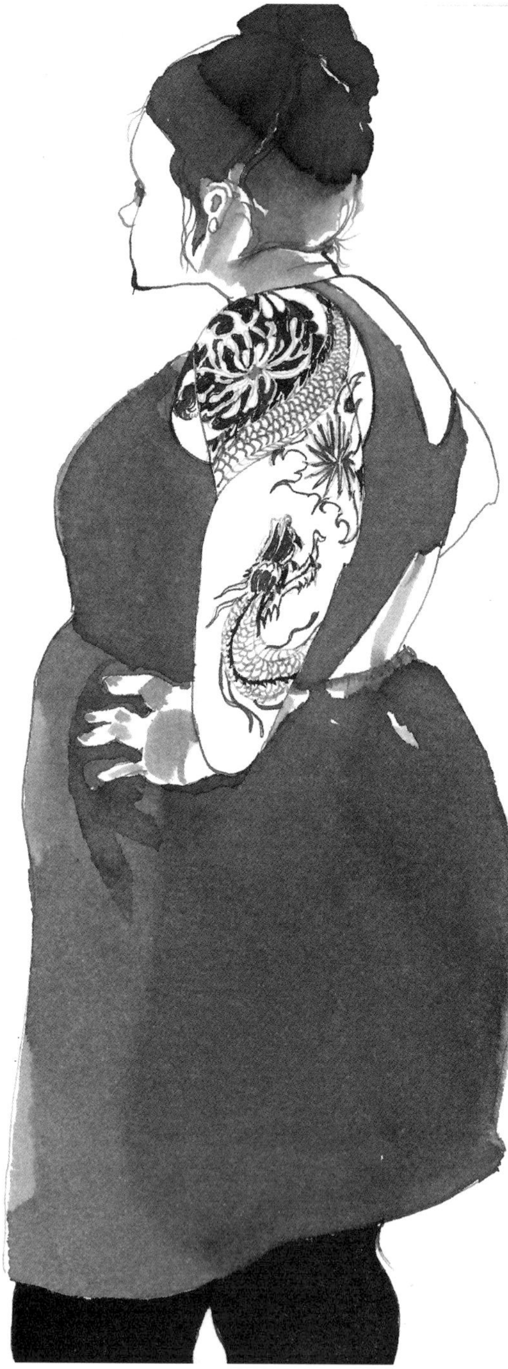

Abb. 4

Übergänge von impulsiver Selbstregulation zu bewusstem Gestaltungsprozess

Auch Spuren von Selbstverletzungen, in denen Gefühle von Ohnmacht und Hilflosigkeit dominierten, können beim Tätowieren im selbstbestimmten Gestaltungsprozess transformiert werden. Dabei kommen Verdecken, Verstecken, Umdeutungen durch originelle Ergänzungen und neue symbolische Besetzungen als bekannte und grundlegende Bestandteile kreativer Prozesse zum Tragen (Abb. 2). Destruktive Aspekte werden durch kreative Bestrebungen aufgewertet. Die markierte Hautstelle erfährt eine geplante, häufig lang ersehnte und mit hohem Aufwand verbundene Erneuerung. Eine selbstbestimmte Aneignung, ein gezieltes In-Besitz-Nehmen der Hautpartie wird denkbar. Was zuvor Kennzeichen eines Symptoms war, erhält Eigenschaften bewusster Symbolisierung. Wo zuvor vorwiegend primärprozesshaftes Agieren dominierte, gewinnt nun ein vom Sekundärprozess bestimmtes Verhalten die Oberhand, das die Auseinandersetzung mit der sozialen Umwelt erlaubt. Indem die ursprüngliche (Haut-)Verletzung in ihrer Bedeutung innerhalb der eigenen Biografie umgedeutet wird, vermag sie eine neue Rolle im Narrativ des persönlichen Lebens einzunehmen (Abb. 3).

Schritte aus der Isolation

Wird es einem Menschen möglich, die häufig mit seinem selbstverletzenden Verhalten verbundenen Scham- und Schuldgefühle so weit zu überwinden, dass ein Hinaustreten aus der heimlichen Verborgenheit ins soziale Feld der Tattoo-Szene möglich wird, ist dies ein Schritt aus der Isolation heraus. Ein Übergang vom Beziehungsdrama zwischen Selbst und Körper in einen gegenwärtigen, zwischenmenschlichen Raum wird initiiert. Die symptomatische Selbstverletzung, die entsprechend ihres psychodynamisch gesehenen Ursprungs auch als „autistischer Vollzug eines früheren Zwei-Personenstückes“ (Sachsse, 1997: 44) bezeichnet wird, erreicht im Akt des Tätowierens wiederum Zwischenmenschliches. Ein Stück reale Beziehung wird gewagt. Nach oft sorgsamen Auswahlprozessen und ausführlicher Beratung mit Tattoo-Künstlern entstehen im günstigen Fall verbindliche und fürsorgliche Vertrauensverhältnisse. In diesen lässt sich außerordentliche Zuwendung finden. Unzählige Hautverletzungen werden mit körperlicher Nähe, stundenlanger Berührung und Pflege verbunden. Im Unterschied

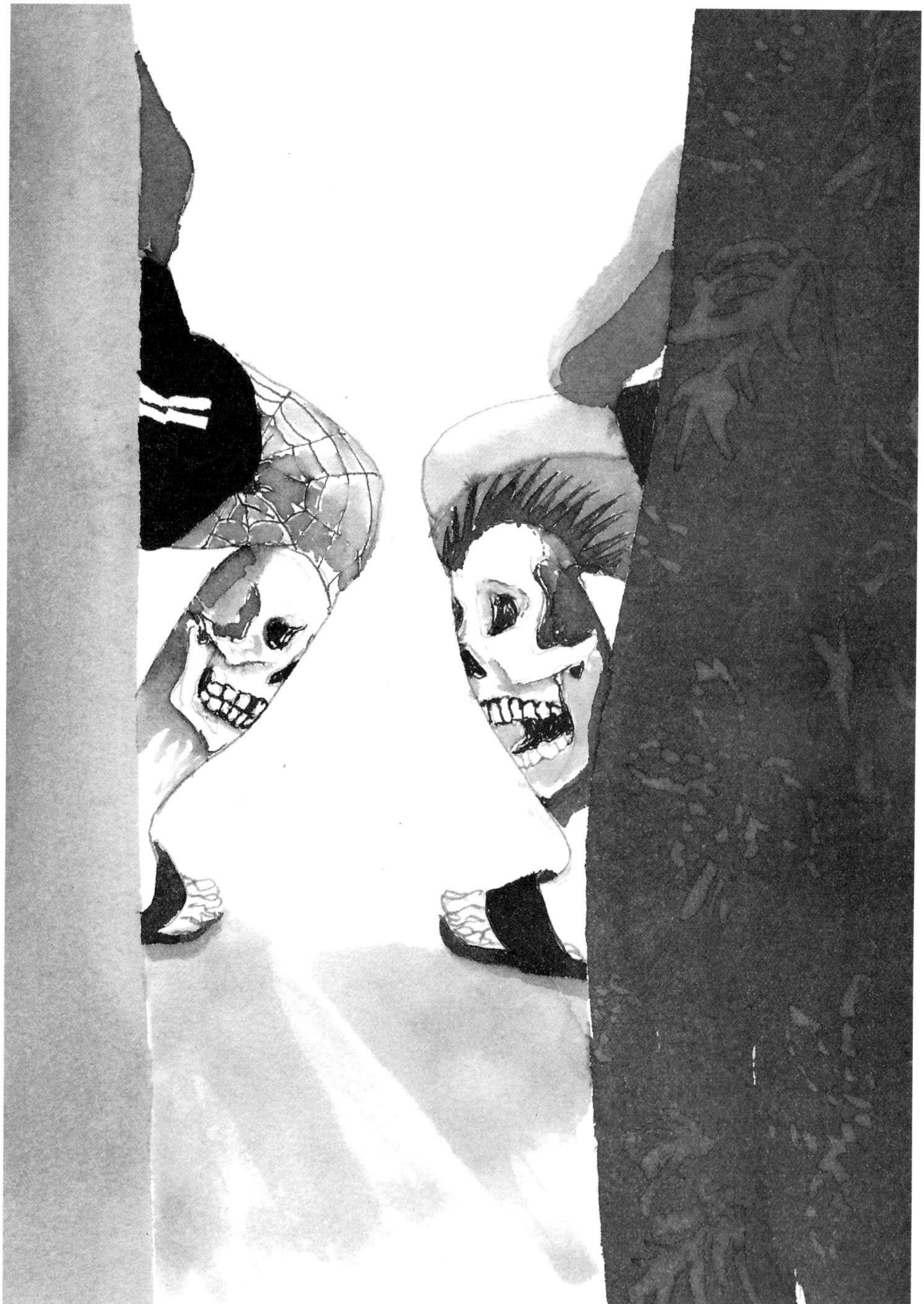

Abb. 5

zu vernachlässigend oder intrusiv erlebten Beziehungskonstellationen, die durch emotionale und körperliche Reizdurchbrüche „unter die Haut" gehen, wird das eindringende Geschehen der Tätowierung im professionell geregelten Verhältnis zwischen Klient*in und Tattoo-Künstler*in einschätzbar und kontrollierbar. Im selbstbestimmten Verhandeln und der folgenden Sorgfalt mag Angst früherer Ohnmachtserfahrungen bewältigt werden. Im Tattoo-Studio findet ein schwaches Haut-Ich „im körperlichen Schmerz oder in der psychischen Angst eine Ersatzrinde: Es umhüllt sich mit Schmerz" (Anzieu 1998: 135). Das Injizieren von Tinte in die Haut kommt Bedürfnissen, „eine fühlbare Körpergrenze zu errichten, die die fragile Ich-Grenze ersetzen soll" entgegen (Hirsch, 2002: 209). Die Tattoo-Kultur bietet somit ein Feld, in welchem Übergänge von pathologisch eingeordnetem selbstverletzendem Verhalten zu weniger Scham und Schuld behafteter Beziehungsgestaltung gelingen können.

Grenzen markieren

Tätowierungen werden als Akzentuierung der Grenze zwischen dem Selbst und Anderen (Milia, 2000: 74) erlebt und zur Abgrenzung gebraucht. So kann ein Tattoo der bewussten Aneignung des Körpers dienen, indem es ein sichtbares Zeichen gegen eine als vereinnahmend oder als übergriffig empfundene Beziehung setzt. „Den Drachen habe ich mir stechen lassen, weil meine Mutter dagegen war" (3). Das Motiv des Drachens lässt Wehrhaftigkeit in die Haut eintragen, bildlich symbolisieren und kommunizieren (Abb. 4). Anders als impulsive Selbstverletzungen, bei denen Abgrenzungsbedürfnisse weitgehend unbewusst bleiben und die ohne Gestaltungsmotivation erfolgen, kann in einem imposant ausgestalteten Drachen die Bereitschaft zur aggressiven Auseinandersetzung auffallen. Die integrierende Qualität von Symbolen erlaubt darüber hinaus, das Mitdenken und Mitfühlen von widersprüchlichen, beziehungsweise ambivalent empfundenen Aspekten: im Drachen, der hier Sinnbild für die angestrebte Abgrenzung zur Mutter ist, lässt sich auch eine Drachen-Mutter verkörpern; auf diese Weise kann neben dem Triumph über die Fremdbestimmung auch eine lebenslange Verbundenheit mitgedacht werden. Die Botschaft „Mein Körper gehört mir ... und ich kann mit ihm machen, was ich will!" (Hirsch, 2012), kann im entsprechenden Hautausdruck zugleich Identifikation bedeuten.

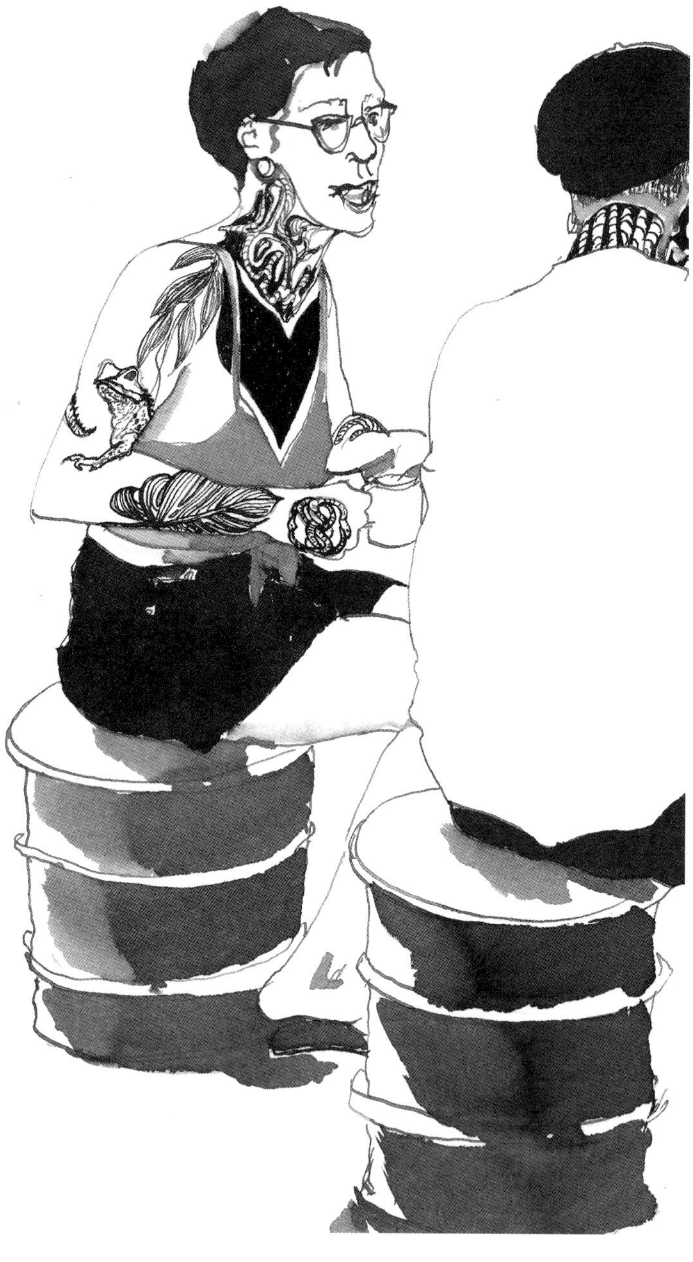

Abb. 6

Überbrückung

In Tattoos zeigen sich mannigfaltig Bedürfnisse nach Verbundenheit, etwa in Gestalt von geliebten Bezugspersonen, tierischen Begleitern sowie in Namen und verschlüsselten Symbolen. Indem dauerhafte Nähe mit den dargestellten oder bezeichneten Objekten repräsentiert wird, soll ihre Abwesenheit überbrückt bzw. ihre Gegenwart über Verlust hinaus erhalten werden. Die Aufnahme des Dargestellten oder Bezeichneten in die eigene Haut lässt auch an eine „Einverleibung" denken, die dem Erhalt der innerpsychischen Repräsentanz des Entfernten oder Vermissten gilt.

Bilder mit erschreckender Wirkung fungieren als Warnung (Abb. 5). Je nach Persönlichkeit der Betrachter stellen sie mehr oder weniger Abstand her. Während bedrohliche Schriftbotschaften oder eine gewalttätig oder zerstörerisch anmutende Bildersprache nach außen hin machtvoll imponiert, lässt sich innen ein schutzbedürftiger Selbstanteil verbergen. Wie auch Kleidung als schützende Hülle aufgefasst wird, so wird die mit entsprechenden Bildern versehene Haut zur Schutzhülle.

Als Bildersprache können Tätowierungen eine potente Funktion in der Beziehungsgestaltung und Kommunikation übernehmen. Abhängig von individuellen Neigungen der Betrachter*in mag ein Tattoo Neugier wecken, verlocken oder erotische Empfindung mit Berührungslust stimulieren. Wie viel gezeigt wird, ganze Bilder oder Teile unter Kleidungsstücken herausragend, lenkt die Schaulust anderer. Die Bildersprache bietet Anknüpfungspunkte zur Kommunikation über Biografisches, wie beispielsweise bedeutsame Erlebnisse und Beziehungen, oder stellt kulturelle Bezüge her. Vor allem solche Ereignisse, denen besondere Bedeutung im Leben beigemessen wird, lassen sich auf Körpern, die wie eine Leinwand gebraucht werden, zurückverfolgen.

Identität in Tinte

Es ist denkbar, dass die Beliebigkeit von textiler Mode und die Kurzlebigkeit von Trends dazu beitragen, dass die relative Beständigkeit von Tätowierungen an Attraktivität gewinnt. Gegenüber einer unermüdlichen Flut digitaler Bilder kommt Tätowierungen die Aufgabe zu, wiedererkennbar zu bleiben und dem Selbst Kontinuität zu spiegeln. Analog zu virtuellen Identitäten bekennen sich die Menschen zu potentiell lebenslangen Selbstdarstellungen

(Abb. 6). Neben nicht berührbaren Daten werden spürbare und berührbare Motive in der eigenen Haut begehrenswert. Der Wunsch zur Identifikation mit stärkenden Objekten in Form von Idolen, Glücksbringern oder Seelentieren wird durch Einschreibung in die Haut deutlich. Die angestrebte Aufwertung der eigenen körperlichen Erscheinung geht mit Anerkennung der künstlerisch-handwerklichen Arbeit einher. Im günstigen Fall ergänzen sich künstlerischer Anspruch der Tattoo-Künstler*in und das Bedürfnis der Klient*in nach Aufwertung durch das Werk wechselseitig. Wird das Tattoo von beiden Seiten als kostbar erachtet, begünstigt dies eine identitätsbildende und selbstwertsteigernde Wirkung. Verständlicherweise erfüllt sich der Wunsch, durch eine Tätowierung einen Selbstwertgewinn zu erreichen, nicht zwangsläufig. Der Versuch einer Maskierung nach außen hin kann nicht für das Gelingen eines inneren Transformations- oder Heilungsprozesses garantieren.

Wie lässt sich Tätowierungen kunsttherapeutisch begegnen?

Menschen, die mit ihren Tätowierungen in einen kunsttherapeutischen Rahmen kommen, bieten Aspekte ihres biografischen Portfolios an. Schon bestehende oder phantasierte Tätowierungen können als Angebote zur Kontaktaufnahme und Verständigung gesehen werden. Historische und soziale Aspekte des Kulturphänomens Tätowierung helfen bei einer Differenzierung zwischen gesellschaftlich anerkanntem und geächtetem Gebrauch des Körpers. Im weiten Spektrum der sich aktuell mannigfaltig entwickelnden Körperkunst sind besonders Übergänge von impulsiver Selbstregulation zu bewusster Gestaltung zu beachten. Die Möglichkeit, ein Beziehungsdrama, welches bisher mit dem eigenen Körper ausgehandelt wurde, in den zwischenmenschlichen Bereich (zurück) zu tragen und durch Tätowierungen kreativ zu verwandeln, kann als progressiver Schritt anerkannt werden.

Folglich wird in Übereinstimmung mit Oblak (2018) in therapeutisch begleiteten Gestaltungen der Hautoberfläche das Potenzial gesehen, individuelle und kulturelle Identitäten zu bearbeiten. Voraussetzung wäre ein informiertes Verständnis über Psychodynamik, die zu verletzenden Rückgriffen auf die Haut führt. Außerdem bedarf es therapeutischer Hilfs-Ich-Funktionen, welche Sicherheit im Erkennen und Wahren von Selbst- und Hautgrenzen bieten. Dann kann ein Entwurf für „ein Tattoo, das zu mir passt“ eine Entwicklung in Richtung Symbolisierung unterstützen.

Anmerkungen

(1) Sanktionen bezeichnen gesellschaftliche Reaktionen paradoxer Weise, sowohl auf normgemäßes, als auch auf von der Norm abweichendes Verhalten. Was auf einer Seite Heiligung (sankt: lat. heilig) und Gutheißung erfährt, wird auf der anderen Seite als „das (Völker-)Recht verletzend" eingestuft und u.U. mit (Zwangs-)Maßnahmen bestraft.

(2) Absichtliche offene Selbstbeschädigung der Haut (Kratzer, Schnitte, Brandwunden): ICD- 10-GM-2019; (X60-X84) Vorsätzliche Selbstbeschädigung

(3) Gesprächsaufzeichnung der Autorin

Bildlegenden

Abbildungen 1-6: Anke Grubel (2019), o.T., Beize auf Papier, 27 x 25,5 cm

Literatur

Anzieu, Didier (1985/dt 1996) (1998). *Das Haut-Ich*. Frankfurt a.M.: Suhrkamp Taschenbuch Wissenschaft 1255

Borkenhagen, Ada (2019). *Körpermodifikationen*. Workshop am 16. Hamburger Symposium Persönlichkeitsstörungen. Mitschrift der Autorin

Dannecker, Karin (2006). *Psyche und Ästhetik*. Berlin: Medizinisch Wissenschaftliche Verlagsgesellschaft

Gilbert, Steve (2000). *Tattoo History: A Source Book*. USA: Juno Books

Hewitt, Kim. (1997): *Mutilating the Body: Identity in Blood and Ink*. Bowling Green, OH: Bowling Green State University Press

Hirsch, Mathias (Hrsg.) (1998/2000). *Der eigene Körper als Objekt? Zur Psychodynamik selbstdestruktiven Körperagierens*. Gießen: Psychosozial-Verlag

Hirsch, Mathias (Hrsg.) (2002). *Der eigene Körper als Symbol? Der Körper in der Psychoanalyse von heute.* Gießen: Psychosozial-Verlag

Hirsch, Mathias (2010). *"Mein Körper gehört mir … und ich kann mit ihm machen, was ich will!": Dissoziation und Inszenierungen des Körpers psychoanalytisch betrachtet*. Gießen: Psychosozial-Verlag

Milia, Diana (2000). *Self Mutilation and Art Therapy: Violent Creation*. London/Philadelphia: Jessica Kingsley Publishers

Oblak, Delaja Esther (2018). *Das (Seelen-)Leben der Haut*. S. 60-75 in Kunst & Therapie, Zeitschrift für bildnerische Therapien, 2018/1. Köln: Claus Richter Verlag

Paar, Gerhard (2002). *Selbstverletzung als Selbsterhaltung*. In Hirsch, Mathias (2002). *Der eigene Körper als Symbol?* Gießen: Psychosozial-Verlag

Sachsse, Ulrich (1994/97). *Selbstverletzendes Verhalten: Psychodynamik – Psychotherapie*. Göttingen: Vandenhoeck & Ruprecht

Stirn, Aglaia Valentina; Zannoni, Ronja (2019). *Körpermodifikation und Persönlichkeit*. In: *Persönlichkeitsstörungen* 2019; 23:123-130. Stuttgart: Schattauer

Kontakt: Anke Grubel
a.grubel@t-online.de

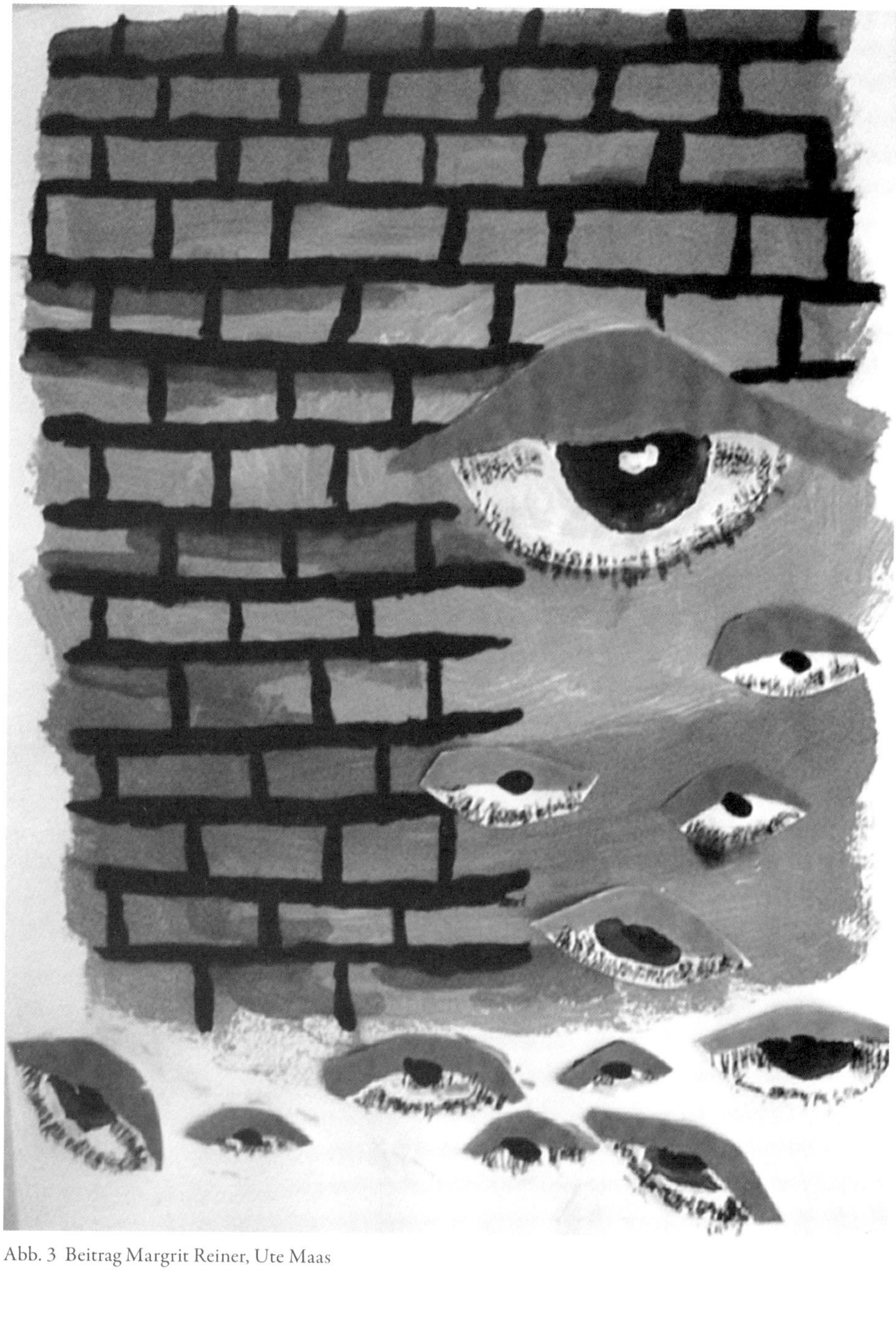

Abb. 3 Beitrag Margrit Reiner, Ute Maas

Von innen nach außen

Seniorinnen und Senioren einer kunsttherapeutischen Malgruppe stellen ihre Werke aus

Margrit Reiner und Ute Maas

Zusammenfassung: Als Leiterinnen einer kunsttherapeutischen Malgruppe in einem Senioren-Wohnheim unterstützen die Autorinnen den Wunsch der Teilnehmenden, ihre Bilder in einer Ausstellung zu präsentieren. In diesem Beitrag zeigen sie auf, dass der Schritt in den öffentlichen Dialog eine aktivierende und selbstwertstärkende Wirkung für die teilnehmenden Seniorinnen und Senioren haben kann. Ausgehend vom Bild, das in der Betrachtung zum Dialogpartner wird, werden die unterschiedlichen Zugänge zu seinem Bedeutungsgehalt aus der Perspektive der Schaffenden wie auch aus der der Betrachter untersucht. Herausgestellt wird das integrationsfördernde Potenzial kunsttherapeutischer Ausstellungen in der Altenarbeit.

Schlüsselwörter: Eigenwert des Bildes – geschützter Rahmen – Inklusion – kunsttherapeutische Ausstellungspraxis – Kunsttherapie in der Altenarbeit – öffentlicher Raum – Perspektivwechsel

Inner Works on Display

Senior citizens exhibit their art therapy paintings

Margrit Reiner, Ute Maas

Summary: Guiding an art therapy painting group at a rest home, the authors supported participants' desire to exhibit their works. This article illustrates the activating, self-empowering impact this step toward public interaction can have on the participating elderly. Beginning with the picture itself, the initial dialogue catalyst, the authors examine the varying avenues both painters and viewers take to understanding the pictures' meanings. It becomes evident that art therapy exhibitions harbor an undeniable potential for promoting integration when working with senior citizens.

Key words: art therapy exhibition practices – art therapy with senior citizens – inherent value of a picture – integration – public space – secure space – viewpoint variations

Wie in der kunsttherapeutischen Malgruppe der Wunsch nach Ausstellungen entstand

Seit 2013 leiten die Autorinnen ehrenamtlich eine kunsttherapeutische Malgruppe in einem Senioren-Wohnheim. Das Gruppenangebot knüpft an die spezifischen Bedürfnisse dieser Klientel an und unterstützt die teilnehmenden Seniorinnen und Senioren darin, sich konstruktiv mit ihrer Lebenssituation auseinanderzusetzen. Dabei können sie im kreativen Gestaltungsprozess wie auch im Austausch miteinander eine Stärkung des Selbstwertgefühls sowie Anteilnahme und Wertschätzung erfahren (vgl. Reiner und Maas, 2018). Die Teilnehmenden arbeiten weitgehend individuell an ihren je eigenen Themen, und oftmals sind es aktuelle Erlebnisse aus ihrem Alltag, die den Ausgangspunkt für eine Bildgestaltung darstellen. Impulsgebend können aber auch Fotografien in Zeitschriften oder Erinnerungen aus der eigenen Lebensgeschichte sein. Die Malprozesse und die begleitenden Gespräche sind das „Herzstück" dieser wöchentlich stattfindenden Malgruppe. Darüber hinaus besitzen die Bilder, die am Ende dieser Prozesse stehen, einen großen Eigenwert: Viele der Teilnehmenden hängen ihre Bilder im gemeinsamen Wohnbereich bzw. in ihrem Zimmer auf. So bleiben sie noch lange nach Fertigstellung im Blick, stellen ein Gegenüber dar, das mit Stolz betrachtet werden kann und Anlass für Dialoge bietet. Das nutzen die Seniorinnen und Senioren und suchen immer wieder das Gespräch zu diesem oder jenem Bild.

Aus dieser Situation erwuchs aus dem Kreis der Teilnehmenden der Wunsch, eine Auswahl der Bilder in einer Ausstellung zu präsentieren. Als Leiterinnen der kunsttherapeutischen Gruppe haben wir diesen Wunsch aufgegriffen, insbesondere, um die Seniorinnen und Senioren darin zu unterstützen, sich weitere Dialogräume zu eröffnen. Da die Einrichtung über ein Bistro-Café verfügt, in dem regelmäßig Ausstellungen stattfinden – meist mit Werken von externen Kunstschaffenden aus der Region – lag es nahe, das Café auch für Ausstellungen der kunsttherapeutischen Malgruppe zu nutzen. Dies konnte im Austausch mit der Institution schnell geklärt werden, sodass 2014 die erste Ausstellung stattfinden konnte. Für die Seniorinnen und Senioren bedeutete das Interesse der Cafébesucher viel: Ihre Werke boten Anlass für Gespräche und somit standen sie auch selbst im Licht der Aufmerksamkeit und wurden wahrgenommen. Dies alles machte ihnen Mut, ihre Werke in weiteren Ausstellungen zu zeigen. Inzwischen haben fünf Ausstellungen stattgefunden, darunter eine extern, in den Räumen einer nahegelegenen Klinik, alle anderen im Bistro-Café des Senioren-Wohnheims (1).

In wie weit das Vorhaben, sich aus dem geschützten Rahmen der Malgruppe mit den eigenen Werken in einen öffentlichen Dialog zu begeben, eine aktivierende und selbstwertstärkende Wirkung für die Teilnehmenden haben kann und sich die mit ihrem Ausstellungswunsch verbundenen integrationsfördernden Funktionen nutzen lassen, soll im Folgenden unter dem Aspekt des Perspektivwechsels dargelegt und anschließend anhand eines exemplarischen Ablaufs der Projektrealisierung konkretisiert werden.

Perspektivwechsel

„Kunst ist autonom vor ihrem Schöpfer. Sobald der letzte Pinselstrich geführt ist, verliert der Maler seinen Einfluss auf die Botschaft; sie ist Allgemeingut für den Deutenden geworden“ (Wyss in Mäckler, 1989: 166). Diese Aussage des Kunsthistorikers Beat Wyss benennt genau den Perspektivwechsel, den ein Bild nach Fertigstellung erfährt, wenn es zum Objekt der Betrachtung wird. – Die an diesem Perspektivwechsel Beteiligten sind zunächst die Gestaltenden selbst, im Weiteren die jeweils anderen Teilnehmenden der Malgruppe und schließlich, falls das Bild in einem öffentlichen Rahmen präsentiert wird, die Ausstellungsbesucherinnen und -besucher. Je nach Perspektive kann ein Bild zwar unterschiedliche Bedeutung gewinnen, am Anfang steht jedoch stets der innere Impuls bzw. die Gestaltungsabsicht der Gestaltenden selbst.

Beginnen wir daher zunächst mit dem „Innen“, mit der „Werkstatt“, dem Ort, an dem die Bilder nach inneren Bildern und Beweggründen entstehen. Hier können wir etwas über die Intention erfahren, mit der ein Bild erschaffen wurde: Frau H. beispielsweise hat sich vorgenommen, eine Serie von Bildern zu malen, in der sie wichtige Erlebnisse aus ihrer Kindheit aufgreifen und darstellen möchte. Sie benennt Dinge, die für solche Erlebnisse stehen und erzählt dazu den jeweiligen Bedeutungszusammenhang. Wir erörtern die Möglichkeiten der Umsetzung, suchen Bildbeispiele in Zeitschriften oder Katalogen, besprechen die Materialien. Der sich anschließende Gestaltungsprozess nimmt immer wieder Veränderungen auf und es entstehen Pausen fürs Erzählen und Zuhören. Am Ende steht das fertige Bild: Eine

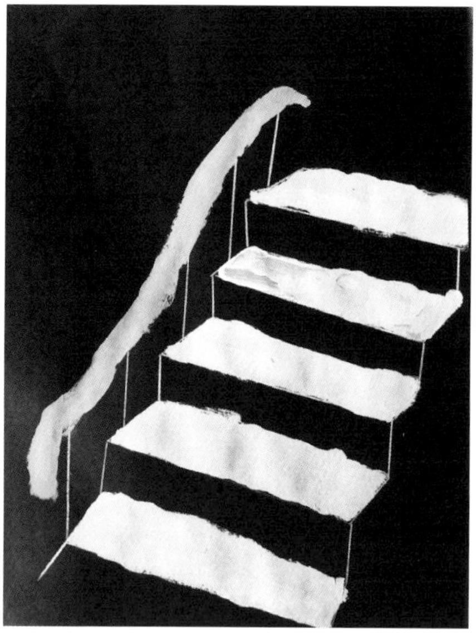

Abb. 1

Treppe (Abb. 1). Für Frau H. ist sie mit bedeutungsvollen Erinnerungen verbunden, die nur ihr vertraut sind, anderen jedoch verschlossen bleiben. Hier wird deutlich, dass andere, möchten sie einen Zugang zur persönlichen Ebene finden, mit der Gestalterin ins Gespräch kommen müssten. Einen ganz anderen Einstieg in einen Gestaltungsprozess findet Herr M. Er kommt in die Gruppe und klagt über extreme Unruhe und sogar Angstzustände. Da er kein bestimmtes Malvorhaben hat, bieten wir ihm einen Malgrund, Farben und Pinsel in verschiedenen Größen an und machen ihm den Vorschlag, Spuren zu ziehen, Farben zu erproben, Bewegungen auf das Papier zu bringen. Sein Bild, das so entsteht, betrachtet er aus einer Distanz, lässt es auf sich wirken und gibt ihm schließlich eine Bedeutung: Das ist ein „Stollen unter Tage", meint er (Abb. 2). Es entsteht ein Gespräch in der Gruppe, in dem Herr M. viele Rückmeldungen über sein Bild erfährt und die Dimensionen des Erlebens „unter Tage" zur Sprache kommen. Hier zeigt sich, dass ein Bildtitel eine Richtung vorgeben kann, sodass die Resonanzen des Gestalters und die der Betrachter sich in einem gemeinsamen Bedeutungsfeld bewegen. Herr B. wiederum bezieht im Gestaltungsprozess seines Bildes bereits die Betrachter mit ein, indem er ihnen eine Möglichkeit zur Interaktion anbietet. Er schildert uns seine Vision von einer Mauer, die nur mit Blicken überwunden werden kann (vorangestellte Abb. 3). Die Augen, die für die Blicke stehen, malt er auf einem gesonderten Blatt, schneidet sie aus und platziert sie vorerst auf seinem Bild. Später, so sein Plan, sollen sie lose auf das gerahmte Bild aufgeklebt werden, sodass alle, die das Bild betrachten, die Möglichkeit haben, die Position der Augen zu verändern.

Die Beispiele aus der Mal-Werkstatt verdeutlichen, wieviel Persönliches in die Bilder einfließt, was man als Betrachter einem Bild nicht ansehen kann. Für die Schaffenden selbst bekommt ein Bild neben seiner primär inhaltlichen Bedeutung im Nachhinein oft noch einen weiteren Stellenwert: Das

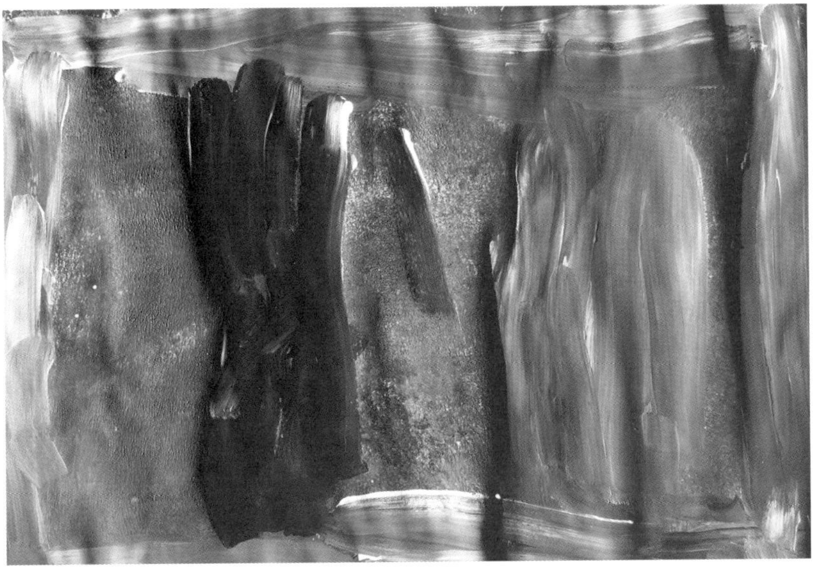

Abb.2

Bild als solches wird wertvoll. Es wird in seinem Eigenwert wahrgenommen, mit Stolz und Zufriedenheit betrachtet und als ästhetisch schön oder in seiner Expressivität überzeugend empfunden. Hinzu kommt die Anerkennung in der Gruppe: Die Rückmeldungen, die sich die Teilnehmenden zu der Wirkung der Bilder untereinander geben, wirken enorm stärkend und unterstützen das Bewusstsein von Selbstwirksamkeit. Die Vielzahl an Resonanzen, die ein Bild hervorrufen kann, und die Aufmerksamkeit, die jeder Einzelne im Austausch erhält, bestärken den Wunsch der Seniorinnen und Senioren, ihre Bilder in einer Ausstellung zu präsentieren. Ein solcher Schritt, sich aus dem geschützten Innen, dem Raum der Mal-Werkstatt, nach außen in die Öffentlichkeit zu begeben, erfordert eine achtsame Begleitung durch die Kunsttherapeutinnen. Mit der Frage, wie der für die Seniorinnen und Senioren so wichtige Austausch zu ihren Bildern im Rahmen einer Ausstellung stattfinden kann, rücken die Betrachter in den Fokus, deren Blickperspektive zu bedenken ist.

Begeben wir uns für den notwendigen Perspektivwechsel daher nun auf die Seite der Betrachterinnen und Betrachter, die sich im „Außen" befinden: Da ist das Bild einer Treppe (Abb. 1), dann eine informelle Malerei mit dem Titel „Stollen" (Abb. 2) und das „Augenbild" (Abb. 3), das uns als „Mitmachbild“ zur Interaktion einlädt. Als Außenstehende wissen wir nichts über den Malprozess, und auch der Beweggrund für das Bild ist uns unbekannt, sofern keine zusätzlichen Informationen gegeben werden. Wie können wir nun den Dialog mit einem Bild aufnehmen? Wie gehen wir in der Betrachtung vor und wie entsteht Bedeutung für uns? – Hierzu können mehrere Bilddeutungs-Modelle herangezogen werden, nach denen man sich ein Bild erschließen kann. Exemplarisch wird hier das von Erwin Panofsky ausgearbeitete Modell aufgegriffen.

Nach Panofsky (1996: 36 ff) kann ein Bild in drei Schritten „gelesen“ werden: 1. Beschreibung der Bildgegenstände und ihrer Anordnung in der Bildfläche, 2. Analyse der ikonografischen Bedeutungen der bildnerischen Motive und Darstellungsweisen und 3. Interpretatorische Untersuchung des Bedeutungsgehalts unter Einbeziehung aller analytischen Ergebnisse. Dieser Dreischritt der Bildbetrachtung klammert biografische und gesellschaftliche sowie geschichtliche Aspekte zunächst aus und wirft mich als Betrachterin oder Betrachter auf die eigene Wahrnehmung zurück: Was erkenne ich? Welche Farben wurden verwendet und wie wirken sie auf mich? Entdecke ich Räumlichkeit in der zweidimensionalen Bildfläche? Wirkt die Komposition bewegt oder eher statisch? Über diese fragende Annäherung an ein Bild ist es möglich, zu einer eigenen Interpretation zu gelangen. Wenden wir dieses Schema beispielsweise auf das Bild der „Treppe“ an, dann ergibt sich folgende Annäherung: 1. Schritt: Auf einem schwarzen Karton ist mit gelber Farbe eine Treppe abgebildet, die sich von links unten nach rechts oben über die ganze Bildfläche erstreckt. Die linke Seite der Treppe ist mit einem Handlauf versehen. 2. Schritt: Als Hintergrund wurde der schwarze Karton unbearbeitet belassen. Somit ist der Hintergrund flächig gehalten und der Raum nicht näher definiert. Dennoch entsteht ein räumlicher Eindruck durch die perspektivische Darstellung der Stufen und durch das leuchtende Gelb der Treppe vor dem schwarzen Grund. 3. Schritt: Dadurch, dass der Ort nicht näher bestimmt ist, bekommt die Treppe die allgemeinere Bedeutung einer „Vorrichtung“, auf der man sich nach oben bewegen kann. Da die unterste Stufe bis zum unteren Bildrand reicht, könnte man sich eingeladen fühlen, den Handlauf zu ergreifen und die Treppe hinaufzugehen. – Schon diese wenigen Aspekte lassen erkennen, dass sich aus den offensichtlich wahrnehmbaren Gegebenheiten des Bildes ein Zugang zum Bedeutungsgehalt entwickelt, völlig unabhängig von der Gestaltungsabsicht der Malerin, aber auf dem Hintergrund der Erfahrungen, Gedanken, Gefühle und Erwartungen der Betrachterin oder des Betrachters. Die objektiven Gegebenheiten des Bildes nehmen wir durch den Filter unserer Prägungen und Haltungen wahr und „vollenden" es in diesem interaktiven Akt auf je persönliche Weise. Betrachten unterschiedliche Personen ein Bild, entsteht ein Bedeutungs-Netzwerk, das ein Bild anreichert und zugleich die Betrachter miteinander verbindet. Die Teilnehmenden der Malgruppe haben den Wert solcher Bedeutungs-Netzwerte erfahren, denn sie sind es gewohnt, ihre Bilder gegenseitig zu betrachten und zu kommentieren. Dabei erleben sie immer wieder, dass der Betrachterblick auf ihr Bild ein anderer als der eigene ist. So entsteht eine überraschende Bedeutungsvielfalt, die den eigenen Vorstellungshorizont bereichert und mit der Erkenntnis einhergeht, dass Bilder mehr aussagen können als es die Schaffenden beabsichtigt haben.

Gerade der erweiternde wie auch der verbindende Aspekt geben dem Wunsch der Seniorinnen und Senioren, ihre Werke öffentlich zu präsentieren, ein besonderes Gewicht. Für die Präsentation eines Bildes in der Öffentlichkeit ist der freie Wille und das Bedürfnis des einzelnen Malgruppenmitglieds entscheidend, sein Bild für andere zugänglich zu machen. Auf dieser Grundlage ermöglichen Ausstellungen eine Steigerung der selbstwertstärken Erfahrungen, wie sie in der kunsttherapeutischen Malgruppe erfahren werden konnten.

Ausstellungen als gemeinsames Projekt

Die Ausstellungen sind ein gemeinsames Projekt der Teilnehmenden der kunsttherapeutischen Malgruppe und dementsprechend werden auch alle Schritte der Ausstellungsplanung und -durchführung im Kreis der Seniorinnen und Senioren erarbeitet. Das beginnt mit der Suche nach einem passenden Ausstellungsthema, setzt sich fort in der Auswahl der Bilder und reicht bis hin zur Ausstellungseröffnung. Die erste Ausstellung fand z.B. mit dem Titel „Ideen – Gedanken – Perspektiven" statt und wurde mit einem Plakat bekannt gegeben (Abb. 4). Auch die folgenden Ausstellungen konnten jeweils mit einem Plakat angekündigt werden (2). Sie hatten Themen wie „Hand in Hand mit Kopf und Herz" oder „Mit der Kraft der Farben" und waren Ergebnisse langer Gespräche innerhalb der Gruppe, in denen sich die Teilnehmenden darüber ausgetauscht haben, wie sie zu ihren persönlichen Bildideen gekommen sind, wie der Malprozess verlaufen ist, welche Gedanken und Gefühle ihn begleitet haben und was ihnen der in der Gruppe

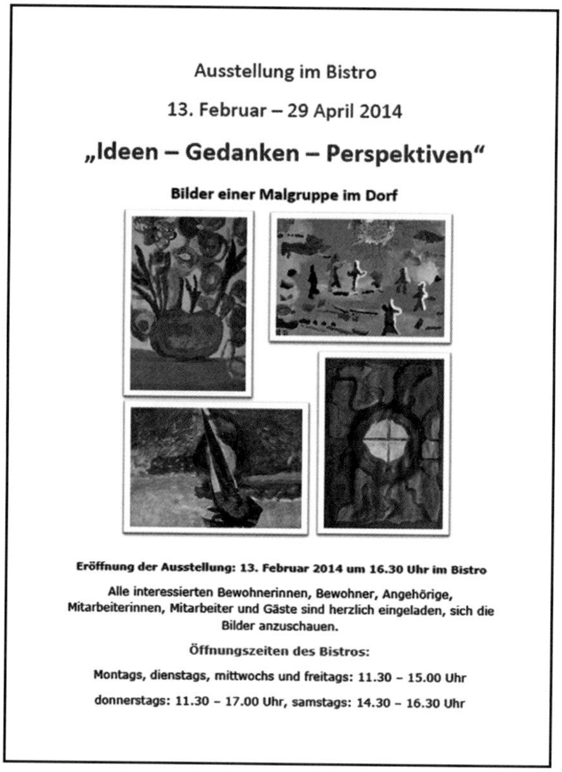
Ausstellung im Bistro
13. Februar – 29 April 2014
„Ideen – Gedanken – Perspektiven“
Bilder einer Malgruppe im Dorf
Eröffnung der Ausstellung: 13. Februar 2014 um 16.30 Uhr im Bistro
Alle interessierten Bewohnerinnen, Bewohner, Angehörige, Mitarbeiterinnen, Mitarbeiter und Gäste sind herzlich eingeladen, sich die Bilder anzuschauen.
Öffnungszeiten des Bistros:
Montags, dienstags, mittwochs und freitags: 11.30 – 15.00 Uhr
donnerstags: 11.30 – 17.00 Uhr, samstags: 14.30 – 16.30 Uhr

Abb.4

stattfindende Austausch zu ihren Bildern bedeutet. Wie wichtig er ihnen ist, klingt in den Ausstellungstiteln an. Die Titel verweisen aber auf noch einen weiteren Aspekt: Nicht nur an der Präsentation ihrer Bilder, die zum Dialog einladen sollen, ist den Seniorinnen und Senioren gelegen, sondern sie möchten auch etwas vom dynamischen Austausch vermitteln, der in der kunsttherapeutischen Malgruppe stattfindet. Auf diesen wichtigen Bereich ihres Alltags im Senioren-Wohnheim möchten sie aufmerksam machen und andere daran teilhaben lassen.

Um allen Ausstellenden der Malgruppe gerecht zu werden, muss in der Ausstellungsvorbereitung vorab über die Anzahl der Bilder entschieden werden, die jeder Einzelne auf den zur Verfügung stehenden Ausstellungsflächen präsentieren kann. Die Bilderauswahl treffen die Seniorinnen und Senioren eigenständig nach persönlichen Vorlieben, meistens auf der für sie wichtigen Bedeutungsebene des betreffenden Bildes. Da viele Bilder ungerahmt in einer Mappe aufbewahrt werden, müssen sie noch gerahmt werden und sollen möglichst auch Passepartouts erhalten, die, wie in der Gruppe oft geäußert wird, den gemalten Bildern noch mehr Ausstrahlung und Wert verleihen. Die Vorarbeiten geschehen zwar gemeinsam in der Gruppe, doch aufgrund ihrer Beeinträchtigungen benötigen die Teilnehmenden Hilfestellungen (3). Was ihnen möglich ist, übernehmen sie selbst, z.B. das Säubern der Rahmen und Gläser, die Auswahl der Pappen für Passepartouts und auch die Rahmung (Abb. 5). Vor allem werden Gespräche über die Ausstellung geführt. Sie beflügeln die Teilnehmenden, sich aktiv für ihr gemeinsames Projekt einzusetzen. Eine Reihe an Aufgaben muss dennoch fast gänzlich von uns Kunsttherapeutinnen übernommen werden. Sie betreffen organisatorische Aspekte wie beispielsweise den Zeitplan für die einzelnen Vorbereitungsschritte für alle im Blick zu halten. Insbesondere jedoch liegt in unserer Verantwortung, der Ausstellung einen angemessenen Rahmen zu verleihen. Dazu gehört u.a. der gesamte Bereich der Öffentlichkeitsarbeit, für die wir die Infotexte schreiben und Plakate drucken lassen, um sie an die örtliche Presse, Zeitungen, etc. verteilen zu können. Auch die Bilderlisten für die Versicherung setzen wir auf, sorgen – nach vorheriger Absprache mit den Teilnehmenden – für die Hängung und Beschilderung der gerahmten Bilder und erstellen schließlich die Einladungskarte zur Ausstellung. Sie richtet sich an interessierte Gäste, Angehörige, die Bewohnerinnen und Bewohner sowie an das gesamte Mitarbeiterteam der Pflegeeinrichtung und möchte zum Dialog mit den gestalteten Werken dieser Malgruppe anregen. Da in den von uns erstellten Infotexten alle Teilnehmenden namentlich genannt werden, ist die Freude groß, wenn sie sich in der Tageszeitung oder der internen Dorfzeitung wiederfinden. Die Öffentlichkeitsarbeit ist wichtiger Bestandteil der Ausstellungsprojekte. Sie verdeutlicht die gesellschaftliche „öffentliche Ebene", die ein Aufeinandertreffen unterschiedlicher Menschen, Meinungen und Empfindungen möglich macht.

Resümee: Dialoge im öffentlichen Raum

Das Heraustreten aus dem geschützten Kreis der Malgruppe erfordert Mut und hat Reaktionen und Rückmeldungen zur Folge, die wieder in die Gruppe hineinwirken: Es entstehen Dialoge innerhalb der Institution – mit den anderen Bewohnerinnen und Bewohnern und dem Personal der Einrichtung, aber auch mit externen Gästen. Den Höhepunkt stellt die Ausstellungser-

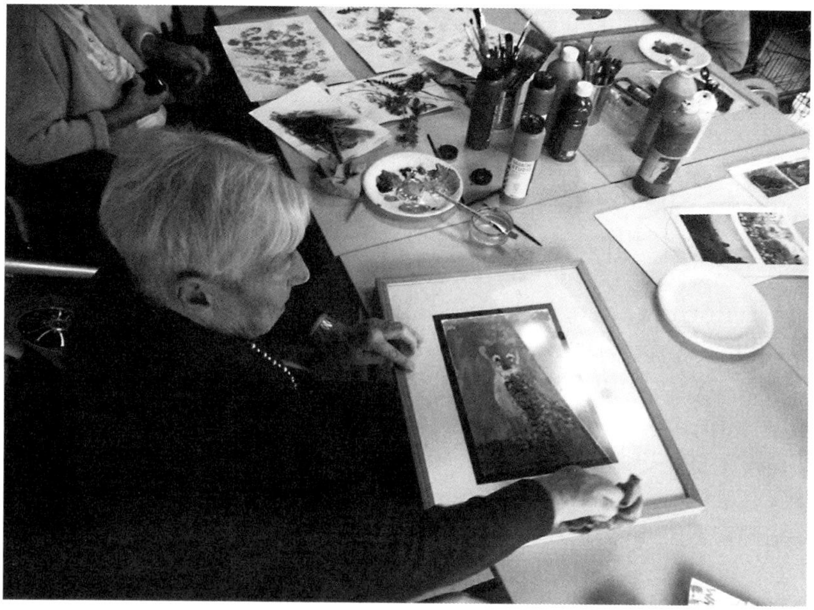

Abb. 5

öffnung dar, die ein Aufeinandertreffen unterschiedlicher Menschen, Meinungen, Empfindungen möglich macht. Hier können sich die Seniorinnen und Senioren die Beweggründe und Bedeutungsräume ihrer Bilder noch einmal vergegenwärtigen und im Gespräch mit den Besucherinnen und Besuchern der Ausstellung – durch deren Betrachtungsweisen – den Blick auf das eigene Bild erweitern und Anregungen erhalten. Eine Ausstellung stellt jedoch auch eine große Herausforderung dar: Die Bilder, die ja Selbstzeugnisse sind, stehen nun im Spannungsfeld zwischen möglicher Kritik und der erhofften Anerkennung und Anregung. Das Risiko, möglicherweise keine Bestätigung zu erfahren, ist zwar dadurch gemildert, dass die Institution Raum zur Verfügung stellt, wodurch eine gewisse Sicherheit und Akzeptanz gewährleistet sind, aber Gespräche mit unbekannten Personen zu den Bildern sind offen und unkalkulierbar. Der Unwägbarkeiten sind sich alle bewusst, dennoch überwiegt bei allen Teilnehmenden eine erwartungsvolle Freude. Sie lässt sich nachvollziehen, wenn man bedenkt, dass viele betagte Menschen das Gefühl des „Verschwindens" haben und sich nicht mehr als eigenständige Persönlichkeit wahrgenommen fühlen. Dies ist zum einen dadurch bedingt, dass ihnen aufgrund ihres fortgeschrittenen Alters mit all seinen Unzulänglichkeiten die Teilnahme am öffentlichen Leben oft nur mit Unterstützung möglich ist. Zum anderen bietet ihnen der Alltag in einer Institution mit versorgungsbedingter Strukturierung der Tagesrhythmen nur eingeschränkte Handlungsräume, in denen sie sich als selbstwirksam erfahren können. Die kunsttherapeutische Malgruppe ermöglicht ihnen dies. Die Ausstellungen eröffnen ihnen darüber hinaus, dass sie sich durch die gemalten Bilder in das gesellschaftlich-kulturelle Umfeld eingebettet und als zugehörig erleben können. Das mag für diejenigen Menschen, die sich schon vergessen und nicht gesehen fühlen, von existenzieller Bedeutung sein. Nicht am Rande zu stehen, sondern auf der Ausstellungseröffnung oder bei geführten Besuchen sogar Mittelpunkt der Aufmerksamkeit zu sein, stärkt ihr Selbstwertgefühl. Oft staunen Verwandte über die Bilder und sind überrascht, eine ihnen bisher unbekannte kreative Seite an ihren Angehörigen zu entdecken.

In der kunsttherapeutischen Arbeit mit alten Menschen stehen spezifische Themen an. Dazu gehört beispielsweise der Wunsch, etwas zu erschaffen, das über das eigene Leben hinaus Bestand hat und von der eigenen Existenz zeugt. Eine an Demenz erkrankte Teilnehmerin äußerte sich einmal während des Malprozesses mit den Worten „da bleibt etwas von mir". Dass etwas von einem bleibt, dass man nicht in Vergessenheit gerät, wünschen sich wohl die meisten Menschen. Ein gemaltes Bild ist mit vielen persönlichen Bedeutungsebenen verbunden, und da es Bestand hat, ist es ein bleibendes Zeugnis des eigenen Lebens. Auf einen weiteren Aspekt weist Irene Steiner-Hummel hin: Sie stellt heraus, dass Malgruppen in der Gerontopsychiatrie die Möglichkeit des Sich-selbst-Tröstens nutzen können (zit. in Linde, 2004). Aus der Position einer Teilnehmenden beschreibt sie unterschiedliche Facetten, die im bildnerischen Schaffen erfahren und als tröstend erlebt werden können: „Ich kann etwas schaffen, das Unsichtbares (die Projektionen) sichtbar macht, das einen gewissen Bestand hat (gegen die Vergänglichkeit des Lebens), das mich sprechen lässt und für mich spricht, das anderen einen Zugang zu mir eröffnet (gegen das Chaos der Verwirrtheit z.B.), das ich selbst stattfinden lassen kann (gegen die Abhängigkeitserfahrung), wodurch ich mir selbst begegne" (ebd.: 22). Was Steiner-Hummel anführt, stimmt mit den Zielen unserer kunsttherapeutischen Arbeit in der Altenarbeit überein: Die Bilder fungieren hier als „Sprachrohre" und „Ansprechpartner", sind Träger und Bewahrer von Gefühlen, Gedanken und Erinnerungen, dienen als Trost- und Kraftspender und offenbaren wertvolle Ressourcen an Erfahrungen und Eindrücken.

Sie entstehen in einem innigen Prozess, begleitet mit persönlichen Gesprächen. Wenn sie aber diesen Bereich verlassen (auf Wunsch der Teilnehmenden), dann werden sie zu „Bildern von Künstlern": Wer die Bilder betrachtet, darf sie bewundern oder kritisieren und nach eigenem Erfahrungshorizont deuten. Damit bekommen die Bilder – und somit auch ihre betagten Malerinnen und Maler – ein Stück „Normalität" zurück.:

Anmerkungen

(1) Das barrierefreie Bistro-Café befindet sich auf dem weitläufigen Areal der Einrichtung, die als inklusives Wohnmodell ca. 600 Menschen, mit und ohne körperliche Beeinträchtigung, Wohnkonzepte bietet. Als „Dorf" baulich konzipiert, mit Kirche, „Rathaus", Dorfplatz u.a., veröffentlicht die Institution eine monatlich erscheinende „Dorfzeitung", mit Informationen für ihre Bewohner sowie für alle Mitarbeiter der Einrichtung.

(2) Die Erstellung der Ausstellungsplakate, Texte, Fotos, sowie die Hängungen/Abhängungen der Bilder leisteten die kunsttherapeutischen Leiterinnen der Malgruppe. Für die Finanzierung der Ausstellungen hinsichtlich der Plakatdrucke, Veröffentlichungen und Arbeiten rund um die Vernissage kam die Einrichtung auf.

(3) Die Beeinträchtigungen der an der Malgruppe teilnehmenden Seniorinnen und Senioren sind vielfältig: demenzielle Erkrankungen, Parkinson, Bewegungseinschränkungen (nach Unfällen, durch Altersgebrechlichkeit), Depressionen, Ängste (vgl. Reiner und Maas, 2018).

Bildlegenden

Abb. 1 Frau H., Treppe, 2019 (A4, Gouachefarben auf schwarzem Karton)

Abb. 2 Herr M., Stollen, 2019 (A2, Acrylfarben auf Papier)

Abb. 3 Herr B., Augenbild, 2014 (A3, Gouachefarben auf Papier)

Abb. 4 Plakat zur Ausstellung „Ideen – Gedanken – Perspektiven", 2014 (A2)

Abb. 5 Ausstellungsvorbereitung in der Malgruppe

Alle Fotos: M. Reiner und U. Maas (2014-2019)

Literatur

Linde, Matthias (2004). *Kunsttherapie mit dementiell Erkrankten – Eröffnungsvortrag zum Symposium.* S.13-29 in: Ganß, Michael / Linde, Matthias (Hrsg.). *Kunsttherapie mit demenzkranken Menschen.* Dokumentation des Symposiums „Kunsttherapie in der Altenarbeit – künstlerische Arbeit mit Demenzkranken" an der Fachhochschule in Ottersberg. (2. Aufl. 2016). Frankfurt a.M.: Mabuse-Verlag

Mäckler, Andreas (Hrsg.) (1989). *Was ist Kunst? 1080 Zitate geben 1080 Antworten.* 2. Aufl. Köln: DuMont (Wyss, Beat: Zitat Nr. 1052, S. 166)

Panofsky, Erwin (1978). *Sinn und Deutung in der bildenden Kunst.* Köln: DuMont

Reiner, Margrit / Maas, Ute (2018). *Von Kraftbären und Vogelpaaren – Tiere als Bildmotive in einer kunsttherapeutischen Malgruppe für betagte Menschen in einer Pflegeeinrichtung.* S. 13-24 in: KUNST & THERAPIE, 2018/2; Köln: Claus Richter Verlag

Kontakt:
Margrit Reiner
margrit.reiner@t-online.de

Ute Maas
ute-maas@online.de

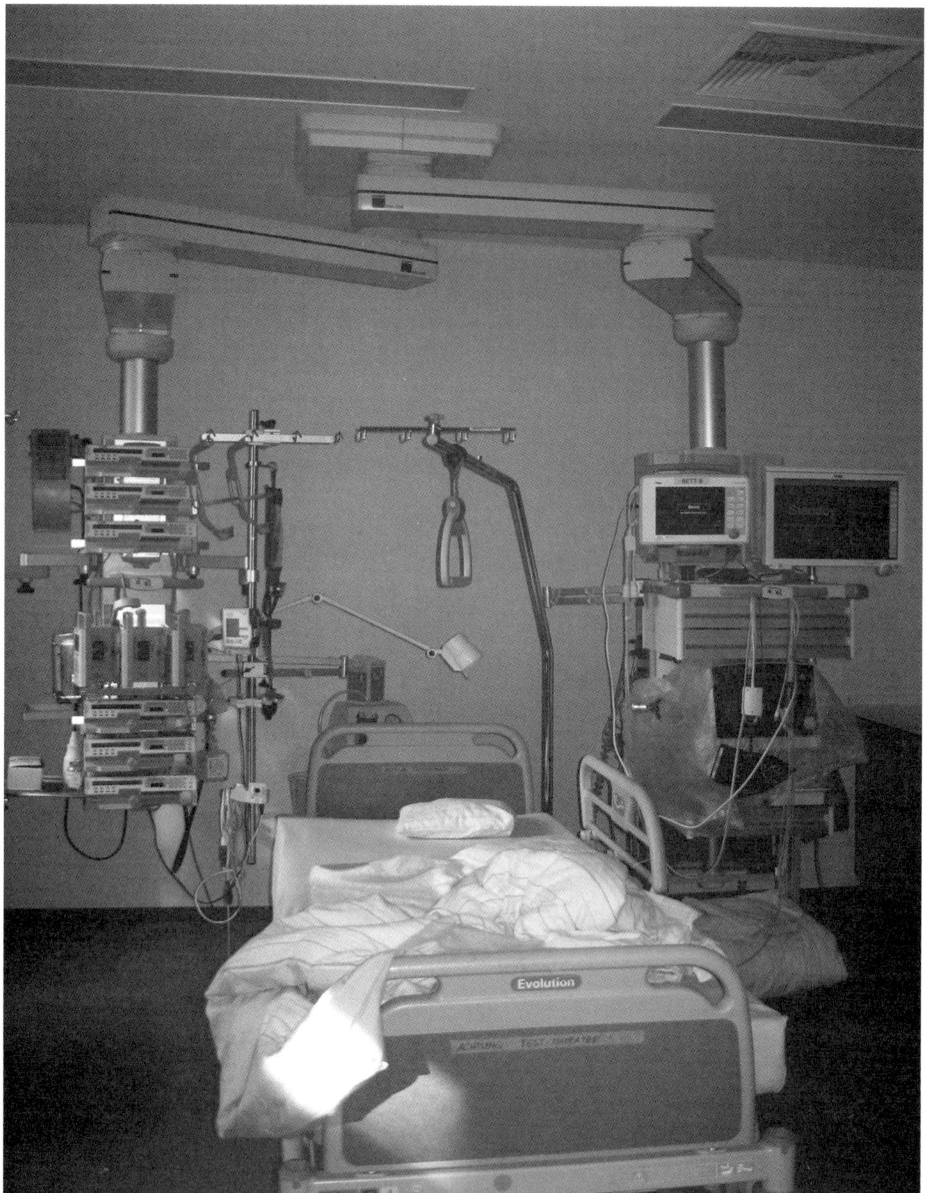

Abb. 1 Beitrag Swaantje König und Sarah Brodbeck

Deckengestaltung eines Intensivstationszimmers

Die heilungsfördernde Wirkung von Licht, Farbe und Form

Swaantje König und Sarah Brodbeck

Zusammenfassung: In den Kliniken rückt immer mehr das Bewusstsein in den Vordergrund, dass für die Genesung eines Menschen auch das Umfeld eine zentrale Rolle spielt. So findet der Ansatz des Healing Environment zunehmend Berücksichtigung. Er erfordert die interdisziplinäre Zusammenarbeit unterschiedlicher Professionen und stellt auch für die Kunsttherapie ein neues Anwendungsfeld dar. Beispielhaft steht hier ein Dresdner Kooperationsprojekt: Vorgestellt wird, wie Studierende der Kunsttherapie anhand der Deckengestaltung eines Intensivstationszimmers ein heilungsförderndes Raumkonzept entwickelt und realisiert haben, das vom Ansatz der rezeptiven Kunsttherapie ausgeht und ein Zusammenspiel künstlerischer und therapeutischer Kompetenzen erfordert.

Schlüsselwörter: Healing Environment – heilungsfördernes Raumkonzept – Intensivstation – interdisziplinäre Projektarbeit – Rezeptive Kunsttherapie – Wirkung von Licht, Farbe und Form

Looking Up – Designing an I.C.U. Ceiling

The Healing Impact of Light, Color and Patterns

Swaantje König and Sarah Brodbeck

Summary: Clinics are becoming increasingly aware that interior design has a powerful influence on patient recovery. Therefore, more attention is being given to the aptly-named healing environment. Creating a healing environment requires interdisciplinary collaboration of various professions, expanding the horizon of art therapy applications. In this article, an exemplary cooperative project in Dresden illustrates how art therapy students conceived and installed a spatial concept of healthcare artwork on an I.C.U. ceiling. The students derived their concept from the receptive art therapy approach, demonstrating an interplay of artistic and therapeutic abilities.

Key words: healing environment – healthcare artwork – I.C.U. / intensive care unit – interdisciplinary project – receptive art therapy – effects of light, color and patterns

Das Projekt

Vorgestellt wird ein Kooperationsprojekt zwischen dem Dresdner Diakonissenkrankenhaus und dem Aufbaustudiengang KunstTherapie der Hochschule für Bildende Künste Dresden (HfBK). Eingebettet in das krankenhausinterne Projekt, das mit der Aufgabe befasst ist, den Ansatz des Healing Environment umzusetzen, erhielten Studierende des Aufbaustudiengangs die Aufgabe, ein Intensivstationszimmer räumlich so zu gestalten, dass es den Genesungsprozess der Patienten unterstützt. Das Kooperationsprojekt erstreckte sich über einen Zeitraum von zwei Jahren (2016 – 2018). Unter der Leitung von Thomas Hellinger (bildender Künstler) und Swaantje König (bildende Künstlerin und Kunsttherapeutin) bot es acht teilnehmenden Studierenden ein studienbegleitendes Praxisfeld, das sie herausforderte, im Zusammenspiel von künstlerischen und therapeutischen Themenstellungen kunsttherapeutische Kompetenzen zu erwerben und zu reflektieren (1). Dabei war der regelmäßige Austausch mit der Projektgruppe des Diakonissenkrankenhauses von Bedeutung, die sich aus dem Pflegedirektor, Ärztinnen und Ärzten, Pflegekräften sowie Mitarbeiterinnen und Mitarbeitern weiterer Fachabteilungen zusammensetzt (2). Stellvertretend für den Patientenkontakt konnten die Studierenden von den Mitwirkenden der Klinik-Projektgruppe einerseits die Belange der kranken Menschen erfahren, die hier intensivmedizinisch versorgt werden, und andererseits die der unterschiedlichen Fachgruppen erkunden. So konnten deren Arbeitsabläufe berücksichtigt und eine auch für das Personal unterstützende und gesundheitsfördernde Arbeitsumgebung in die Raumkonzeption einbezogen werden. All dies war nur möglich, weil während der gesamten Projektdauer ein enger Austausch zwischen der Klinik-Projektgruppe und der Studierendengruppe bestanden hat, der Gelegenheit bot, Zwischenergebnisse vorzustellen, sie gemeinsam zu diskutieren und die Raumkonzeption in einem schöpferischen Prozess zu entwickeln.

Healing Environment

Dem Ansatz des Healing Environment liegt die Erkenntnis zugrunde, dass die Gestaltung der physischen Umwelt Einfluss auf unser Befinden hat und zielt darauf, unser Wohlbefinden zu unterstützen und gesundheitsfördernd zu wirken (vgl. Dilani, o. Jg.). Dieser Ansatz findet nicht nur in der Gestaltung öffentlicher Einrichtungen wie beispielsweise im Bau von Schulen, Bibliotheken oder der Gestaltung von Plätzen Berücksichtigung, sondern gerade auch in den Kliniken. Auf der Basis des salutogenetischen Modells (vgl. Antonovsky, 1979) werden im engen Verbund von Praxis und Forschung gesundheitsfördernde Faktoren untersucht, die Heilungsprozesse bzw. das menschliche Wohlbefinden unterstützen. Besondere Berücksichtigung findet hier zum Beispiel die Frage, wie durch die Umgebungsgestaltung Stressfaktoren reduziert und Umgangsmöglichkeiten zur Stressbewältigung angeboten werden können. Wilfried und Maximilian von Eiff (2013) beschreiben den Ansatz als „ein ganzheitliches Konzept, das darauf abzielt, Patienten und Angehörigen während eines Klinikaufenthaltes keinen Stressoren auszusetzen, die das Wohlbefinden des Patienten mindern, den Heilungsprozess beeinträchtigen oder sogar die Würde/Intimsphäre verletzen“ (ebd.: 32). Eine auf dieser Basis zu entwickelnde Organisationskultur des Krankenhauses berücksichtigt gleichermaßen die Situation der Patienten wie auch die der Angehörigen und die des Krankenhauspersonals. Um für das Umgebungsdesign relevante Faktoren bestimmen zu können, ist sowohl die interdisziplinäre Zusammenarbeit unterschiedlicher Berufsgruppen erforderlich als auch ein enger Verbund von Forschung und Praxis. Alan Dilani (2009) hat Faktoren der physischen Umwelt, die einen positiven Effekt auf das physische und psychische Befinden des Menschen haben, zusammengefasst und führt u.a. Farben, Lichtverhältnisse, die Geräuschkulisse sowie die Nähe zur Natur auf. Indem sie die Sinne ansprechen, unterstützen sie Bedürfnisse nach Schutz und Sicherheit, nach Privatsphäre, sozialem Austausch und Unterstützung, nach Anregung und Teilhabe oder Entspannung und Ruhe und dienen im komplexen Ineinandergreifen der Stressreduktion (3).

Ortsbegehung und einführender Workshop

Mit einer Begehung vor Ort machten sich die Studierenden zunächst mit den räumlichen und medizinischen Bedingungen des Intensivstationszimmers vertraut (s. vorausgestellte Abb. 1), um danach eine Feldanalyse zu entwickeln, die als Grundlage für eine gegenstandsbezogene Konzeptentwicklung für die Neugestaltung des Stationszimmers dienen sollte. Als fachliche Unterstützung und Einführung in das Aufgabenfeld bot die Klinik für die Studierendengruppe zudem einen Workshop an, in dem das Konzept der Basalen Stimulation® vorgestellt wurde, das in der Intensivpflege von großer Bedeutung ist (4). Ziel dieses Pflegekonzeptes ist die Förderung und Erhaltung der Wahrnehmungsfähigkeit bei schwerstkranken Patientinnen und Patienten durch strukturierte sensorische Reize. Hintergrund bildet das Wissen aus der Entwicklungs- und Wahrnehmungspsychologie mit dem Nachweis, dass der Entzug sensorischer Reize sich folgenschwer auf die Gesamtpersönlichkeit auswirkt. Es kann neuronale Netzwerke deaktivieren und somit der Selbstorganisation und der Selbststabilisierung entgegenwirken (vgl. Fröhlich, 1995: 504 ff). Neben der Vermittlung von Grundlagenwissen bot der Workshop insbesondere Selbsterfahrungsmöglichkeiten, durch die die außergewöhnliche, medizinisch bedingte Situation, in der sich ein kranker Mensch auf der Intensivstation befindet, derart erfahrbar war, dass die gewonnenen Erkenntnisse für die weiteren Entscheidungsprozesse im Projektverlauf eine große Rolle spielten. In einer der Übungen sollte man z.B. erspüren, wie es ist, wenn man bewegungseingeschränkt im Bett liegt. Auf dem Boden liegend und mit der Aufforderung, sich nicht zu bewegen, sah man lediglich die Decke, sah dort die Neonröhren, nahm das kalte Licht wahr, hörte andere in den Raum kommen und hantieren, ohne sich Orientierung verschaffen zu können. Dies führte zu einem Gefühl starker Hilflosigkeit; man fühlte sich der Situation ausgeliefert, isoliert und vom Geschehen abgeschnitten, ohne Möglichkeit der Kontrolle bzw. der Mitgestaltung. – Dies ist die Ausgangssituation, an der das Konzept der Basalen Stimulation® ansetzt, nämlich an den menschlichen Grundbedürfnissen nach Wahrnehmung, Bewegung und Kommunikation. Es nutzt vielfältige Vorgehensweisen der visuellen, taktil-haptischen, auditiven oder oralen Stimulierung, die auf die je situationsspezifischen Bedürfnisse eines Patienten oder einer Patientin so abgestimmt werden können, dass sie deren Körper- und Umweltwahrnehmung fördern und eine Kommunikationsmöglichkeit bieten (vgl. Bienstein / Fröhlich, 2012).

Recherche und Zielentwicklung

Intensivpatientinnen und -patienten liegen tage- oder wochenlang, manchmal über Monate, und teilweise unbeweglich, im postoperativen Zustand in ihrem Krankenbett und schauen, vorwiegend auf dem Rücken liegend, auf eine kahle Zimmerdecke. Diese erfüllt rein funktionale Aspekte und ist geprägt von Luftschäften und grellen Neonröhren sowie Vorrichtungen für medizinische Apparaturen. Die Technik dominiert die Umgebung und bietet kaum positiv ansprechende Sinnesreize. Der Aufenthalt auf der Intensivstation und die dafür ursächliche Erkrankung oder Verletzung stellen für die Patienten und Patientinnen eine belastende Grenzsituation dar. Sie wird begleitet von Schmerzen sowie der Ungewissheit über den weiteren Krankheitsverlauf. Alois Haller (2015) zufolge tritt zudem bei 30 bis 80 Prozent der Intensivpatienten ein Delir auf. Diese akute Störung der zerebralen Funktionen kann sich in unterschiedlichen Symptomen zeigen und umfasst Formen der Störung des Bewusstseins, der Aufmerksamkeit und des Denkens. Ein Delir beeinflusst nicht nur den Genesungsprozess negativ, sondern auftretende Verwirrtheitszustände und Einschränkungen der kognitiven Leistungsfähigkeit können bis Monate nach der Entlassung auftreten bzw. andauern. Bei Intensivpatienten sollte das Behandlungskonzept daher Maßnahmen zur Delir-Prävention berücksichtigen (ebd.: 696 f). Empfohlen werden hierzu die Frühmobilisation, die Reorientierung der Patientinnen und Patienten sowie Maßnahmen, die den Schlaf-Wach-Rhythmus positiv unterstützen. Dass Heilungsprozesse durch veränderte Raumfaktoren wirksam unterstützt werden können, wurde bereits ab Ende der 1970er Jahre erforscht, schwerpunktmäßig im angelsächsischen Sprachraum. Schon damals konnte Roger Ulrich in einer Studie die positive Wirkung auf den Genesungsprozess nachweisen, die durch den Blick auf Pflanzen oder Landschaften hervorgerufen wird, und dies u.a. anhand der Verringerung von Liegezeiten belegen (Ulrich, 1984: 420). Heute kann auf eine Vielzahl von Studien Bezug genommen werden, denn weltweit setzen sich Forscherinnen und Forscher interdisziplinär mit Themenstellungen des Healing Environment auseinander. Ihre Ergebnisse bieten die wissenschaftliche Grundlage für ein evidenzbasiertes Design in Bezug auf eine heilungsfördernde Gestaltung der physischen Umwelt (5).

Die Feldanalyse, in der die Auseinandersetzung mit der Lage der Patientinnen und Patienten sowie mit den räumlichen und medizinischen Bedingungen der Intensivstation stattgefunden hatte, führte zu folgender Zielformulierung: Die Gestaltung sollte Intensivpatientinnen und -patienten in ihrer schwierigen Lage Ruhe, Halt und Orientierung geben, außerdem Lebensfreude wecken und als attraktiver Stimulus anregend sein. So sollte eine räumliche Umgebung geschaffen werden, die den Heilungsprozess wirksam unterstützt. Die Studierenden entschieden sich, speziell für die Decke Gestaltungsentwürfe zu entwickeln.

Entwurfsphase

Auf Wunsch des Pflegedirektors sollten zunächst Gestaltungentwürfe für ein Modellzimmer mit zwei Betten erarbeitet werden, die zu einem späteren Zeitpunkt auf weitere Zimmer der Intensivstation anwendbar wären. Die Entwurfsphase begann damit, dass auf der Basis künstlerischer Überlegungen frei nach Ideen gesucht wurde, die zunächst noch nicht durch die räumlichen Gegebenheiten begrenzt werden sollten. Es entstand eine Vielzahl von Ideen, die im zweiten Schritt auf ihre Realisierbarkeit hin im konkreten Raum geprüft und weiterentwickelt wurden. Wichtige funktionale Erfordernisse, die für den Klinikbetrieb berücksichtigt werden mussten, bezogen sich beispielsweise auf die zur Sicherung der Behandlung notwendigen Lichtintensität und auf Hygienevorschriften. So kristallisierten sich zum Ende der Entwurfsphase vier unterschiedliche Gestaltungsvorschläge der Studierenden heraus, die vorwiegend die Decke des Modellzimmers als zu gestaltenden Raum betrafen. Sie wurden als „offene" Entwürfe, die noch nicht alle klinischen Vorrausetzungen miteinbezogen, der Klinik-Projektgruppe in den Räumen des Aufbaustudiengangs vorgestellt und gemeinsam diskutiert.

Abb. 2

Entwurf 1: Die Lichtinstallation von Yvonne Engelhardt und Sarah Brodbeck, „Wohlfühlraum / Kosmos", entstand aus der Idee, verschieden große pastellfarbene Stoffkuppeln an der Decke zu installieren. Diese sollten von innen beleuchtet und von leichten Luftströmen, die möglicherweise im Raum entstehen können, bewegt und zusätzlich durch kleine Ventilatoren erzeugt werden. Die Farbwahl erfolgte unter Berücksichtigung von Studien zur heilungsfördernden Wirkung von Farben (vgl. Venn et al., 2011). Schnell wurde deutlich, dass das vorgesehene Material Stoff aus hygienischen Gründen nicht verwendet werden durfte. Notwendig war stattdessen ein festes, auch leicht zu reinigendes Material wie z.B. Acrylglas. Auch müssten die Kuppeln aus Acrylglas so konzipiert werden, dass die im Inneren dimmbaren Leuchtmittel über ein unabhängiges System bedient werden können. Die zu variierende Lichtintensität würde unterschiedliche Farbstimmungen erzeugen (Abb. 2).

Entwurf 2: Der Entwurf von Cordula Schild und Sarah Pontius, „Himmel und Erde", wurde durch eine in der Zeitschrift National Geographic veröffentlichte Studie beeinflusst (Williams, 2016). Diese ergab, dass allein der Blick in die Natur auf das Gehirn eine regenerierende und beruhigende Wirkung hat, und zwar auch dann, wenn Natur nur als Reproduktion betrachtet wird, z. B. in Form einer Fototapete. Die beiden Studentinnen entwarfen eine Deckeninstallation aus sich überlagernden Plexiglasplatten, die sowohl mit konkreten Blattmotiven als auch mit Farbverläufen bedruckt werden und teilweise transparent bleiben sollten (Abb. 3). Durch die Überlagerung der Motive und die dadurch entstehenden unterschiedlichen Motivschärfen sollten räumliche Situationen an der Zimmerdecke unterschiedliche Assoziationen ermöglichen. Eine

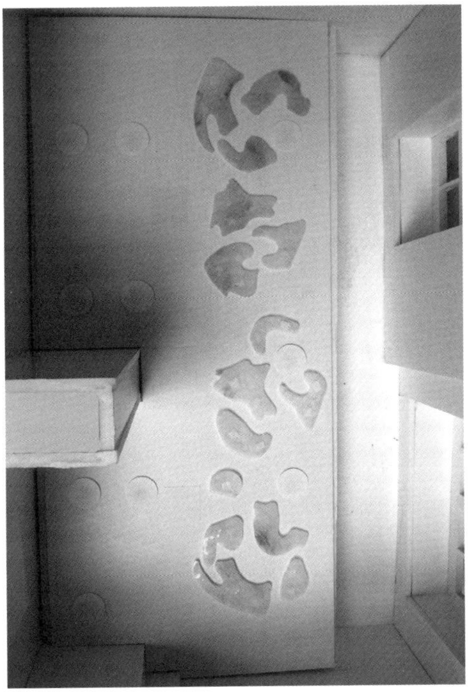

Abb. 3

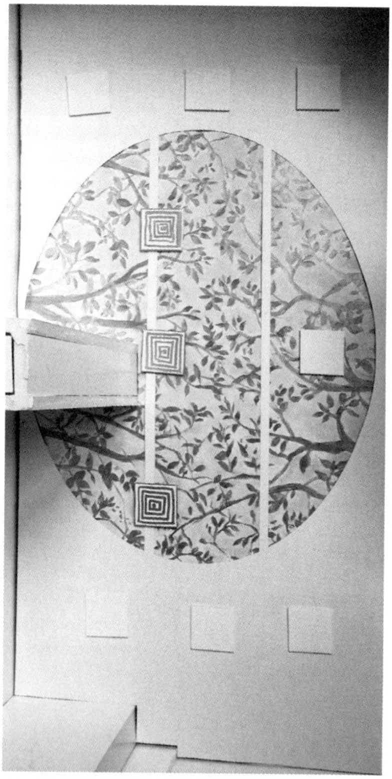
Abb. 4

zweite Variante arbeitete mit organischen Formen, die, aus einem Ganzen kommend, sich neu an der Decke formierten. Hintergrund war die Thematisierung einer (körperlichen) Erschütterung und der Neuordnung von Körper, Geist und Seele in der Heilungsphase.

Entwurf 3: Der Entwurf „Goldene Deckenmalerei“ von Natascha Konschina, Kerstin Polzin und Sviatoslav Palamartschuk entstand aus der Idee eines Blätterdaches, das Raum für Schutz und Ruhe zur Genesung bietet und dem Baum als kraftspendendem Symbol der Natur. Hauptentwurf ist ein Oval (Abb. 4), das an die vorhandene Deckensituation mit Beleuchtung und Belüftungssystem angepasst wurde. Der Eindruck eines Blickes durch ein großes, ovales Fenster in das Freie hinaus war dabei durchaus beabsichtigt. Es wurden zwei weitere Varianten entwickelt: Eine bindet den in das Zimmer hineinragenden Wandabschnitt mit ein und die andere Variante bezieht sich in ihrer Gestalt auf das Diagramm der berechneten Lux-Intensitäten der medizinisch benötigten Beleuchtung. In der Diskussion wurde die goldene Farbe sehr positiv wahrgenommen. Angemerkt wurde nur, dass die Blätter nicht zu filigran ausgearbeitet werden sollten, um mögliche Halluzinationen der Patientinnen und Patienten zu vermeiden.

Entwurf 4: Der Entwurf von Anna Henke, „Tag-Nacht-Rhythmus“, (Abb.5) entstand aus der Idee einer Live-Übertragung von einer im Außenbereich installierten Kamera auf einen Bildschirm, der sich im Intensivstationszimmer befindet. Zur Orientierung zeigt der Bildschirm gut sichtbar auch die Jahreszeit, das Datum und die Uhrzeit. Der Entwurf war als zusätzliche Wandinstallation zu den anderen Deckenentwürfen geplant und sollte durch den Bezug zur Umgebung draußen mit den sich im Tagesverlauf rhythmisch ändernden Lichtverhältnissen den Schlaf-Wach-Rhythmus der Patientinnen

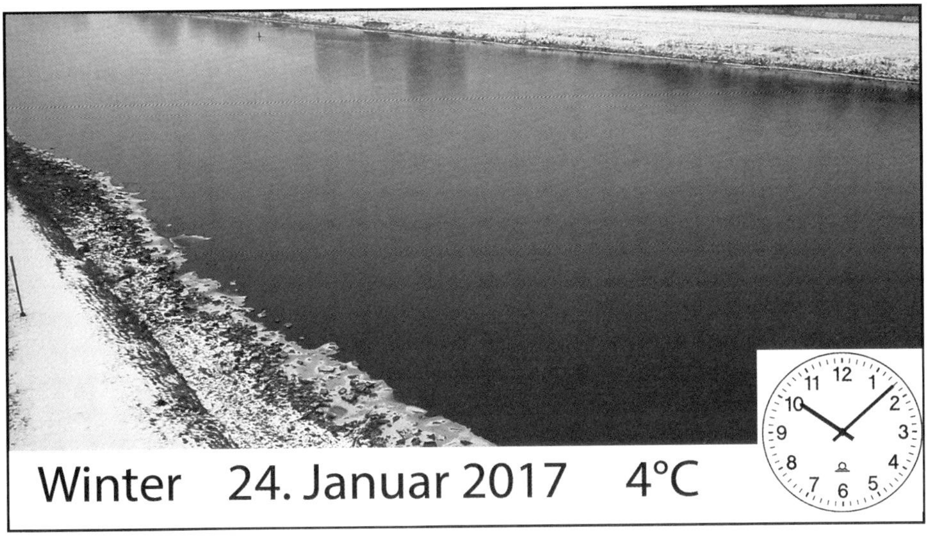

Abb. 5

und Patienten unterstützen. Allerdings wurde in der Diskussion deutlich, dass sie durch eine weitere technische Installation, neben all den notwendigen Geräten, überfordert werden könnten. Der Aufstellungsort der Kamera im Außenbereich war ebenfalls umstritten, da aus rechtlichen Gründen das Filmen dort nicht ohne weiteres möglich ist.

Die Klinik-Projektgruppe wählte nach längeren Diskussionen den ersten Entwurf „Wohlfühlraum / Kosmos“ aus, der auf zwei Grundideen basiert: Im Intensivstationszimmer sollten zum einen verschiedene Raumatmosphären durch farbiges Licht erzeugt werden können, zum anderen sollten kuppelförmige Elemente aus Stoff an der Zimmerdecke einen visuellen Stimulus bieten. Beide Ideen wurden in der folgenden Projektphase auf ihre Machbarkeit auch in Bezug zu den brandschutztechnischen und hygienischen Anforderungen in der Klinik weiterentwickelt.

Gemeinsame Weiterentwicklung und Realisation der Deckengestaltung

Von jetzt an arbeiteten alle Studierenden zusammen an der Realisation des ausgewählten Entwurfes und passten ihn an die Vorgaben und räumlichen Bedingungen des Intensivzimmers an. Experimentiert wurde mit Plexiglasplatten, bunten Farbfolien, die zum Einfärben von Scheinwerfern verwendet werden und LED-Lampen sowie mit für Brandschutz zertifiziertem Kunststoff. Auch wurde farbiges Licht erzeugt und das gesamte Farbspektrum ausprobiert. Warme Gelb-, Orange-, und Rottöne entfalteten eine angenehme Wirkung, verwandte grüne Farbtöne wirkten beruhigend. Die Installation sollte außerdem über einen eigenen dimmbaren Stromkreis zu bedienen sein. Das würde die Möglichkeit bieten, sie unabhängig von der Grundbeleuchtung des Zimmers zu bedienen, um eine Lichtsituation zu schaffen, die im Sinne der basalen Stimulation den Bedürfnissen der Patientinnen und Patienten angepasst werden kann. Nachts wäre dies durch ein Dimmen der Lichtinstallation auf minimalste Stufe von besonderer Bedeutung. Im Falle eines plötzlichen Erwachens könnten die Patientinnen und Patienten durch die schwach leuchtenden Lichter daran erinnert werden, an welchem Ort und in welcher Situation sie sich befinden, also Orientierung erfahren und Ruhe finden. Zudem könnte im Fall einer negativen Reaktion auf den Stimulus Licht die Deckenbeleuchtung ausgeschaltet werden, sodass die Objekte im unbeleuchteten Zustand nur noch als dezente pastellfarbene Gebilde sichtbar sind.

Mit den Gestaltungselementen Farbe, Licht und Form soll die Deckengestaltung Qualitäten einer heilungsfördernden Umwelt erfüllen und die Selbstheilungskräfte der Patientinnen und Patienten aktivieren. Insbesondere soll sie Beruhigung bieten, Angstzustände mindern und Hoffnung vermitteln. Auch soll die Gestaltung durch ihre strukturierte Anordnung Halt und Orientierung geben und über die dezenten Farben sanft stimulieren. Durch die Variabilität der verschiedenen Zustände der Elemente soll sie den unterschiedlichen Bedürfnissen nach Anregung oder Beruhigung angepasst werden können.

In der Auseinandersetzung mit den verschiedenen raum- und materialbezogenen Problemen, die in der gemeinsamen Weiterentwicklung der Deckengestaltung gelöst werden mussten, zeigte sich schnell, dass dazu spezielle, aufgabenbezogene Kooperationen erforderlich waren. So war z.B. die im Intensivstationszimmer vorhandene Deckenbeleuchtung für die Installation der farbigen Leuchtkörper ungünstig positioniert. Hier war die Klinik bereit, durch den Haustechniker eine neue Deckenbeleuchtung zu installieren, sodass genügend Raum für die zu entwickelnde farbige Lichtinstallation geschaffen wurde (Abb. 6). Aus den Diskussionen mit der Projektgruppe der Klinik ergaben sich weitere Vorgaben und wichtige Anregungen, die zu berücksichtigen waren: Die Lichtkuppeln mussten aus hygienischen Gründen nach oben hin geschlossen sein und sollten möglichst kräftige Farben haben, die auch im nicht beleuchteten Zustand tagsüber ihre Wirkung entfalten würden. Gleichzeitig äußerte das Pflegeteam Bedenken zu den ersten Entwürfen, deren Formen, wenn sie zu groß und zu stark gewölbt seien, eine irritierende Wirkung auf die Patientinnen und Patienten ausüben könnten, insbesondere in Zuständen der Orientierungslosigkeit und des Delirs („die Decke kommt auf einen zu"). Auch dürfe die notwendige Grundbeleuchtung durch möglichen Schattenwurf nicht beeinträchtigt werden.

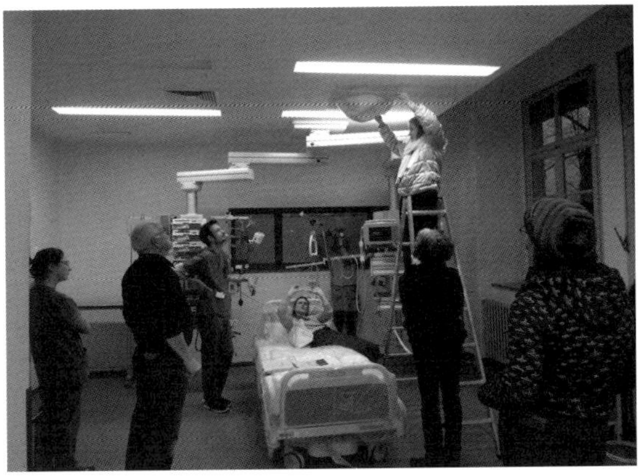

Abb. 6

Im Wechselspiel zwischen einzelnen Problemstellungen und deren Lösung wurde in einem gemeinsamen schöpferischen Prozess der Ausgangsentwurf Schritt für Schritt weiterentwickelt. Eine besondere Herausforderung stellten die Wahl des Materials und dessen Bearbeitung dar. Die hierauf bezogene Weiterentwicklung der Deckeninstallation wurde von den Werkstätten der Semperoper Dresden mit begleitet. Diese ermöglichten, die Lichtkuppeln aus brandschutzzertifiziertem PETG-Kunststoff tiefzuziehen (6). Gleichzeitig wurde der Entscheidungsprozess zur Farbgebung durch den Studiengang Theatermalerei der HfBK Dresden durch die Möglichkeit unterstützt, mit immer wieder neuen Farb- und Formproben zu experimentieren. Die Verwendung von halbtransparentem Kunststoffmaterial für die Leuchtkuppeln ermöglicht im unbeleuchteten wie auch im beleuchteten Zustand verschiedene ästhetische und funktionale Qualitäten: sind sie auf höchster Stufe eingeschaltet, können die Farben in voller Sättigung zur Wirkung kommen, im ausgeschalteten Zustand hingegen treten sie optisch zurück; was bleibt sind helle, fast weiße, glänzende Objekte, durch die nur zart die Farbe hindurch scheint. Hinzu kommt die Option, die Intensität der Leuchtzustände regulieren zu können. Auch die ursprünglich im Intensivstationszimmer angebrachten Neonröhren wurden durch neue flache LED-Lampen ersetzt. Dadurch war die Möglichkeit zur zirkadianen Beleuchtung gegeben, d.h.

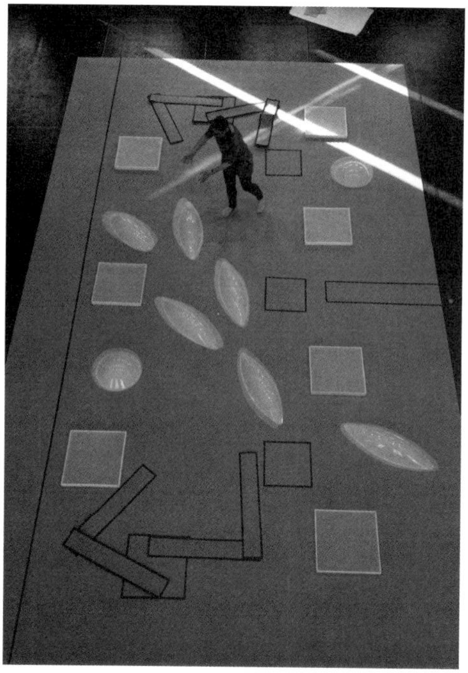
Abb. 7

die Beleuchtung kann an den Tag-Nacht-Rhythmus angepasst werden, sodass durch weniger intensives Licht ein besserer, den Heilungsprozess unterstützender Schlaf möglich ist (7).

Vor der Installation des gesamten Lichtkonzeptes in der Klinik wurde die Deckengestaltung von den Studierenden im Maßstab 1:1 im Labortheater der HfBK Dresden nachgebaut. Von der fünf Meter hoch gelegenen Galerie des Labortheaters aus konnte sie nochmals überprüft und von den Verantwortlichen der Klinik abgenommen werden. (Abb. 7). Dies war notwendig, da für die Einbauten in der Klinik ein Zeitfenster von nur fünf Tagen zu Verfügung stand. Die bauliche Umgestaltung und Einweihung des Intensivstationszimmers fand Ende Juni 2018 statt.

Resümee und Ausblick

Mit der Deckeninstallation wurde die ursprünglich kalte Situation eines weißen Krankenzimmers mit seinen notwendigen technischen Gerätschaften durch ein neues farbiges Ambiente in einen freundlicher wirkenden Raum verwandelt, der den Stress mildert und die Wirkung der heilenden Kräfte fördert und unterstützt (Abb. 8). Es gibt bereits erste sehr positive Reaktionen von Patientenseite sowie vom Personal. Inwieweit sich belegen lässt, dass die angestrebten Wirkungen das Wohlbefinden der Patientinnen und Patienten fördern und ihre Heilungsprozesse unterstützen, muss jedoch noch ermittelt werden. Geplant ist eine Evaluation, die über den Zeitraum eines Jahres durchgeführt werden soll. In Kooperation des Diakonissenkrankenhaus mit der Fakultät Psychologie der Technischen Universität Dresden soll diese Evaluation im Rahmen einer Masterarbeit durchgeführt werden. Da

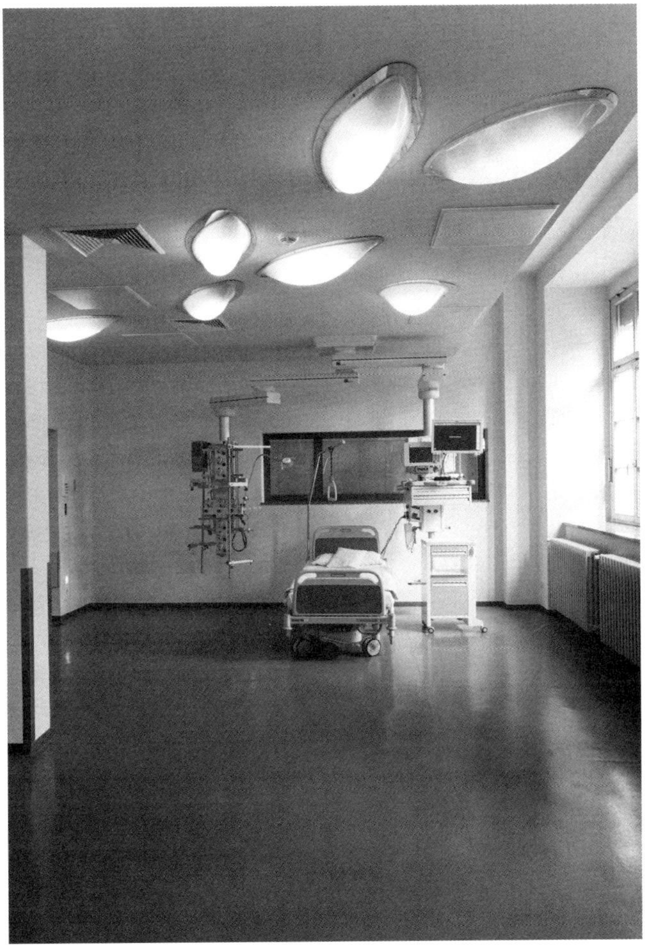

Abb. 8

die Deckeninstallation eine Gesamtatmosphäre erzeugt, die alle Menschen auf der Station beeinflusst, sollen auch alle in die Datenerhebung einbezogen werden, d.h. die Kranken sowie die, die mit den Menschen auf der Intensivstation arbeiten und die, die sich besuchsweise dort aufhalten. Vermutlich können die Patientinnen und Patienten, die im Koma gelegen haben, am wenigsten aussagen; doch jene, die ihre Zeit wach im Zimmer verbringen, können ebenso detailliert befragt werden wie auch die Angehörigen, Besucherinnen und Besucher sowie Schwestern, Pfleger und das Ärzteteam. Die Ergebnisse der Masterarbeit sollen in einer weiteren, das gesamte Dresdner Kooperationsprojekt umfassenden Publikation aufgenommen werden.

Die wachsende Bedeutung, die eine auf den Menschen und seine physischen und psychischen Bedürfnisse ausgerichtete Umweltgestaltung erhalten hat, eröffnet auch der Kunsttherapie ein ausbaufähiges Anwendungsfeld. Das hier vorgestellte kunsttherapeutische Projekt weist Bezüge zur Kunst sowie zu den Ansätzen des Healing Environment und der Rezeptiven Kunsttherapie auf. Darüber hinaus wirft es Fragen auf, die in zukünftigen Projekten erforscht und vertiefend ausgearbeitet werden können. Ausgerichtet auf eine wissenschaftliche Grundlegung der Rezeptiven Kunsttherapie hat Sonja Pöppel (2015) hierzu einen umfassenden Überblick der Ansätze wie auch der Anwendungsbereiche vorgelegt, darunter der Anwendungsbereich der „Kunst im Krankenhaus". „Die heilende Wirkung von Kunstwerken kann nicht nur im therapeutischen Setting angeregt, sondern auch [...] im sozialen Raum eingesetzt werden", schreibt sie und verweist dabei auf Gerhard H. Ott, der als Begründer der „Kunst im Krankenhaus" gilt (ebd.: 80). In zahlreichen Projekten wurde diese mit Ott beginnende Tradition in unterschiedlichen Krankenhäusern fortgeführt, weiterentwickelt und – teils unter dem Begriff „Healing Art" – in Publikationen dargelegt (vgl. z.B. Grüner, 2019). Dabei erfährt die von Ott so anschaulich als „Apotheke der Seele" bezeichnete heilungsfördernde Wirkung von Kunst im Krankenhaus (zit. in Pöppel, 2015: 80) heute einen weiter gefassten theoretischen Rahmen durch den Ansatz des Healing Environment. – Analog dazu bot das Projekt der Deckengestaltung ein „Learning Environment": Indem es im Rahmen des Studiums der Kunsttherapie durchgeführt wurde, stellte es für die Studierenden ein Lernumfeld und einen Erfahrungsraum dar, in dem sie kunsttherapeutische Kompetenzen erwerben und in Aufgabenbereiche der Praxis hineinwachsen konnten. Die Besonderheit und Herausforderung des Projekts lag darin, dass es zwar keinen direkten Kontakt mit der Patientengruppe gab, diese jedoch im kontinuierlichen Austausch mit der Projektgruppe der Klinik stets gegenwärtig war. Insbesondere bot dieser Austausch einen bedeutsamen Beziehungsraum, in dem sich Studierende und Mitarbeiterinnen und Mitarbeiter begegnen und gemeinsam durch alle Phasen eines kreativen Problemlösungsprozesses gehen konnten – beginnend mit der Analyse der Gegebenheiten, über die Ideenentwicklung und deren Prüfung, bis hin zur Realisation des Raumkonzepts. In der Reflexion des Projekts fassten die teilnehmenden Studierenden ihre Erfahrungen zusammen. Von zentraler Bedeutung war die Erkenntnis, dass eine patientenzentrierte schöpferische Arbeit auf der Basis einer kunstbasierten Kunsttherapie in einem für die Kunsttherapie noch neuen Anwendungsfeld nicht nur möglich ist, sondern auch berufliche Perspektiven eröffnet.

Anmerkungen

(1) Als Leiterin des Aufbaustudiengangs KunstTherapie an der HfBK Dresden initiierte Prof. Doris Titze das Projekt in Kooperation mit dem Pflegedirektor des Diakonissenkrankenhauses, Herr Michael Junge.

(2) Die Projektgruppe der Klinik arbeitete zeitgleich an weiteren Veränderungsprozessen und befasste sich z.B. mit der akustischen Belastung auf der Station.

(3) Für weitere Informationen zum Ansatz des Healing Environments siehe z.B. www.designandhealth.com oder www.worldhealthcarejournal.com

(4) Das Konzept der Basalen Stimulation wurde in den 70er Jahren von Andreas Fröhlich entwickelt; den Begriff Basale Stimulation ließ er sich rechtlich schützen und durch Warenzeichen eintragen.

(5) s.a. das „Evidence-Based-Design Journal", das sich als Brücke zwischen Forschung und Praxis versteht und für alle Berufsgruppen gedacht ist, die sich mit einer auf das Wohlbefinden des Menschen ausgerichteten Umweltgestaltung befassen. www.ebdjournal.com (zuletzt abgerufen am 09. 04. 2020)

(6) Dazu werden die Kunststoffplatten zwischen zwei Holzplatten eingespannt, in denen mittig die gewünschte Form des Leuchtkörpers (rund, oval, etc.) ausgeschnitten wird. Das Material wird in der Tiefziehmaschine auf etwa 200 Grad Celsius erhitzt und senkt sich durch die Schwerkraft in die Aussparung, so dass eine glatte Wölbung entsteht und die einzelnen Formen individuell hergestellt werden können.

(7) Zirkadiane Rhythmik (lat. circa: ungefähr / um ... herum) ist ein Begriff aus der Chronobiologie, die sich mit der Rhythmik biologischer Prozesse und deren Relevanz für die Gesundheit befasst (vgl. Roenneberg, 2010). Nachgewiesen werden konnte z.B. ein Zusammenhang zwischen Nachtarbeit und dem erhöhten Risiko einer Krebserkrankung. – Das hier vorgestellte heilungsfördernde Raumkonzept berücksichtigte, dass die über die Netzhaut des Auges aufgenommenen Lichtwellen die Aktiv- und Passivphasen des Körpers durch die Produktion des Schlafhormons Melatonin regulieren. Eine variable Beleuchtungsintensität sollte zur Unterstützung der Heilungsprozesse besseren Schlaf ermöglichen.

Bildlegenden

Abb. 1: Ausgangszustand des Klinikzimmers

Abb. 2: Präsentation des Entwurfs von Yvonne Engelhardt und Sarah Brodbeck: Wohlfühlraum / Kosmos

Abb. 3: Cordula Schild und Sarah Pontius: Himmel und Erde; hier: Entwürfe von Blattmotiven für die Deckeninstallation

Abb. 4: Natascha Konschina, Kerstin Polzin und Sviatoslav Palamartschuk: Goldene Deckenmalerei

Abb. 5: Anna Henke: Tag-Nacht-Rhythmus

Abb. 6: Probesituation in der Klinik

Abb. 7: Nachbau der Deckeninstallation 1:1 im Labortheater der HfBK

Abb. 8: Intensivstationszimmer mit der eingebauten Deckeninstallation (Foto: Robert Vanis, 2018)

Die Fotos der Abbildungen 1 – 7 wurden von den Studierenden der Projektgruppe aufgenommen.

Literatur

Antonovsky, Aaron (1979). *Health, Stress and Coping. New perspectives on mental and physical well-being*. San Francisco: Jossey-Bass Inc.

Bienstein, Christel / Fröhlich, Andreas (2012). *Basale Stimulation in der Pflege – Die Grundlagen*. 7. Korr. Auflage (1. Aufl. 2010). Bern: Verlag Hans Huber

Dilani, Alan (o.Jg.): https://www.wur.nl/upload_mm/c/4/e/e215e906-a64d-445d-8ccc-0cb48f694414_Alan%20Dilani%20%20Holland%20Architects.pdf (zuletzt abgerufen am 10. 11. 2019)

Dilani, Alan (2009). *Psychosocially supportive design: a salutogenetic approach to the design of physical environment*. P. 32-37 in: International Hospital Federation Reference Book 2008-2009

Eiff, Wilfried von / Eiff, Maximilian von (2013). *Healing Management*. S. 32 ff in: Health & Care Management / hcm – magazin, 4. Jg., Ausgabe 1-2, 2013. Bad Wörrishofen: Holzmann Medien

Fröhlich, Andreas (1995). *Basale Stimulation. Ein Beitrag zu Qualifizierung der Pflege,* in: Pflege aktuell – Fachzeitschrift des Deutschen Berufsverbandes für Pflegeberufe, 1995, Nr. 7/8. Berlin: DBfK-Verlag

Grüner, Isabel / Robert-Bosch-Krankenhaus (Hrsg.) (2019). *Healing Art – Wie Kunst im Krankenhaus Heilung fördert / How art in hospitals promote healing*. Stuttgart: avedition

Haller Alois (2015). *Das Delir auf der Intensivstation*. S. 696-701 in: Swiss Medical Forum – Schweizerisches Medizin-Forum. Winterthur: EMH Schweizerischer Ärzteverlag. DOI: http://doi. org /10.4414/smf.2015.02351 (zuletzt abgerufen am: 15. 06. 2019)

Pöppel, Sonja (2015). *Das therapeutische Potenzial der Kunstrezeption. Studien zur rezeptionsästhetischen und bildwissenschaftlichen Grundlegung einer Rezeptiven Kunsttherapie*. Berlin: Logos Verlag

Roenneberg, Till (2010). *Wie wir ticken. Die Bedeutung der Chronobiologie für unser Leben*. 2. Aufl. Köln: DuMont Verlag

Ulrich, Roger S. (1984). *View through a window may influence recovery from surgery*, in: Sience, Vol. 224, No. 4647

Venn, Axel / Schmitmeier, Herbert / Venn-Rosky, Janina (2011). *Farben der Gesundheit / Colours of Health & Care: Das Planungshandbuch für Gestalter im Gesundheitswesen*. München: Calwey

Williams, Florence (2016). *Wildnis braucht das Hirn*. S. 56-75 in: Nationalparks der Welt, Teil 1, National Geographic Deutschland, Hamburg: Jan., 2016: Gruner + Jahr

Kontakt:

Swaantje König
swaantje.koenig@posteo.de

Sarah Brodbeck
brodbeckssarah@gmail.com

Short Cut

Ausstellungsbesprechungen

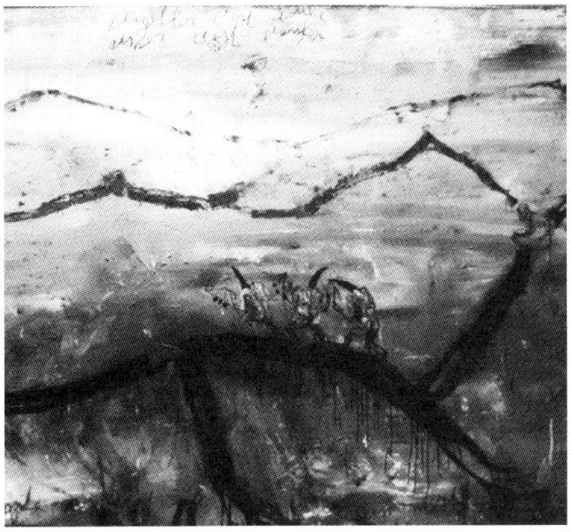

KAMIKAZE

Ausstellung Philippe Vandenberg in der Hamburger Kunsthalle 16. November 2018 bis 24. Februar 2019

Brigitte Leeser

Ich gehe auf ein Bild zu. Es ist eine Landschaft, der ich mich annähere. Eine eisige blaue Berglandschaft, nur angedeutet mit quer verlaufenden Farbschichten, die sich sichtbar überlagern. Beim Näherkommen wird das Landschaftliche abstrakter und malerischer. Grüne und blaue Zackenlinien, die wie eine Fieberkurve den Horizont begrenzen auf flächigem Grau-Braun, ins Grün verlaufend, nach oben hin immer heller werdend. Ein schlieriges Weiß, in das sich Grau mischt und das am oberen Bildrand in wolkenähnlich aufgetupftem Weiß endet. Zeichnung über Farbschichten. Und ganz oben ist eine krakelige Schrift eingezeichnet, die gleichzeitig Bildtitel ist: „Aimer c'est l'enfer!" – Zu lieben ist die Hölle! Quer über die Bildmitte laufen schwarze Linien wie zu einem Weg zusammen, auf dem drei nackte Männergestalten voranschreiten mit hohen Kapuzen über den Köpfen, jeder eine Geißel haltend. Ein lesender Mönch schaut auf sie herab. Die Männer marschieren geradewegs auf eine diffuse dunkle Wolke zu, die den Weg versperrt und vor der zwei Löwen den Männern entgegensehen. Diese Landschaft, durch die der Weg führt, ist von hell lodernden orangefarbenen Flammen durchzogen. Gelbe und rote Pinselstriche dynamisieren die höllenhafte Szene. Auch unten steht wieder in krakeliger Schrift, fast unlesbar: *„…les petits maitres de la honte …"* und *„ … mort … aimer c'est flageller"* (die kleinen Meister der Scham …Tod … zu lieben heißt, sich geißeln). Die Szenerie ist wie gerahmt von den Schriftzeichen. Teilweise dominiert die Zeichnung die malerische Fläche, teilweise fügt sie sich in den gestischen Pinselduktus ein. Ganz oben blicken aus dem graublauweißen Himmel zwei Augen ungerührt auf die Landschaft herab und auf das, was sich darin ereignet. In der christlichen Ikonographie ist das herabschauende Auge ein Symbol für die Nähe Gottes.

Ich befinde mich in der Ausstellung „Philippe Vandenberg – KAMIKAZE“, die vom 16.11.2018 bis 24.02.2019 in der Hamburger Kunsthalle gezeigt und in einem Katalog dokumentiert wurde (1). Vandenbergs radikale Bildsprache, seine Zärtlichkeit und sein Zorn, der in seinen Bildern zum Ausdruck kommt, haben mich tief berührt und als Kunsttherapeutin auch interessiert. Immer wieder hat er Phasen von seelischem Tief erlebt und bekannte in einem Interview, dass ihn daraus nichts und niemand wirklich retten könne, wenn auch das Kunstschaffen zeitweise heilsam für ihn sei. Man könnte es auch als ein selbsttherapeutisches Suchen nach Antworten auf existentielle Fragen ansehen. Doch dann kam die Verzweiflung zurück.

Der Maler, Philippe Vandenberg, aufgewachsen in einem bigotten Elternhaus im flämisch-katholischen Teil Belgiens, war mit religiösen Symbolen und Devotionalien bestens vertraut und seit seiner Jugend in kritischem Abstand dazu. Doch geradezu ein Erweckungserlebnis war für ihn die erste Begegnung mit Kunst im Museum von Gent, das er selbst so beschreibt: *„... ich entdecke etwas, von dem ich nicht wusste, dass es existiert ... Dieses Gemälde war die Kreuztragung Christi von Bosch und mir war klar, dass seine Bedeutung über das, was da abgebildet war, hinausging. Durch Bosch erlebte ich zum ersten Mal, was es bedeutet, Trost, Energie, Heilung, Segnung zu erfahren, von einem Bild völlig in den Bann gezogen zu sein ... ich erkannte, dass Kunst den Menschen zwar nicht retten, aber von seinem Menschsein heilen kann“* (2). Kunst wird für Vandenberg zum Medium des Widerstands, des emotionalen Ausdrucks und der Reflexion. Und er wird selbst Künstler, vor allem in Belgien bekannt seit den 80er Jahren.

In dem Bild, vor dem ich stehe, spielt Vandenberg mit den Kapuzenmännern auf mittelalterliche Flagellanten an, die in Prozessionen umherzogen und öffentlich Buße taten, indem sie sich auspeitschten. Die Kapuzen erinnern aber auch an die Maskierung des Ku-Klux-Klan, die Mord und Gewalt gegenüber Minderheiten ausübten und sich dabei auf christliche

Werte beriefen. In der Verknüpfung von Gewalttätigkeit und religiösen Fanatismus zeigt Vandenberg die Abgründe von scheinbarer Frömmigkeit und Bestrafung auf. Themen, die ihn immer wieder bewegen. Er malt sie in Szenen von sexueller Gewalt und Obszönität, barbarischen Handlungen von Folter und Kastration, befremdlichen Ritualen und Selbstzerstörung durch Verbrennen. In fast obsessiver Weise wiederholt und variiert Vandenberg diese Motive von Aggressivität, Schmerz und Sprachlosigkeit. Eine Sprachlosigkeit, die er mit seinen Bildzeichen zu bannen sucht. Eine quälende Ruhelosigkeit durchzieht sein Werk, prägt seine Bildsprache. In seinen figurativen Bildern weckt er Narrationen, die sich aber nie gänzlich enträtseln lassen. Dann wieder durchziehen sphärenhafte Zeichenkonstruktionen seine Bilder. In seinen letzten Lebensjahren ist es das geschriebene Wort, das Zeichnung und Bezeichnendes gleichermaßen ist. *„Kill them all!“* und *„Kill all of them and dance!“* schreibt er mit extralangem Stift in ungelenken Zeichen auf lose Blätter. Das ist seine Resonanz als Künstler auf die Fatwa, die von einer religiösen Instanz über Salman Rushdie ausgesprochen wurde. Ein Todesurteil gegen die Kunst, das den Dichter zwingt, in vollständiger Isolation zu leben. Vandenbergs Satzfragmente sind Einschreibungen, sie schlagen Kerben in unser friedfertiges Denken. Anstoß zum Nachdenken, das will Vandenberg erreichen. *„Eine Zeichnung ist wie ein klares Funkeln, wie ein scharfer Glassplitter, während eine Leinwand eher einem Streifen Ackerboden gleicht: wir können ihn wieder und wieder pflügen und hinterlassen Spuren auf unseren Wegen hin zu ungewissen Zielen …“* (3). Immer wieder übermalt er Bilder, bis die Krakelüren der übereinandergelegten und aufgesprungenen (Ge-) Schichten das Bild wie ein fremdartiges Schriftmuster durchziehen. Oder er kratzt die Bildschichten ab bis auf die Leinwand. Deckt auf, bringt ans Licht, was verborgen war – er zeigt eine nackte, schutzlose verwundete Haut. Verzweiflung, es ist das, was alle seine Werke grundiert: *„Die Verzweiflung kann vielerlei Gestalt annehmen. Sie begleitet mich in mein Atelier, wo schon die nächste Verzweiflung auf mich wartet. So ist das. …“*, sagt Vandenberg in einem Interview mit Bernard Dewulf und weiter: *„Es gibt keine freudvolle Kunst. In der Kunst geht es immer um die traurigen und unerträglichen Aspekte des Lebens. Große Kunst hat immer etwas Tragisches“* (4).

Der Titel der Ausstellung folgt einem Bildzitat Vandenbergs: KAMIKAZE. Ich denke an die japanischen Flieger im Zweiten Weltkrieg, die sich zusammen mit der Bombe auf Schiffe stürzten. Im Japanischen hat Kamikaze aber noch eine andere Bedeutung, die auf einer alten Legende beruht. Sie bezeichnet einen rettenden Wind, der die Bedrohung durch die Belagerung einer kriegerischen Flotte vor der Küste Japans abwendet und die Schiffe vertreibt. Für Vandenberg kann Neues nur entstehen, wenn Altes zerstört wird. Es ist für ihn eine Grundbedingung von Kreativität – Tabula rasa als Voraussetzung für etwas Neues. *„L'important, c'est Kamikaze!"* Das begleitet seine Arbeit wie ein Mantra. Das Übermalen und Abkratzen von Bildschichten – ein Prozess der Arbeit am Bild, die sich oft über Jahre hinweg erstreckt. Dies ist seine Form des Abarbeitens und Erforschens, im wahrsten Sinne ein Ergründen. Nichts darf bleiben. Auch Vandenberg ist keiner, der bleibt. *„Wir müssen in Bewegung bleiben. Der Mensch ist ein Nomade. Sesshaft zu sein, entspricht nicht seinem Wesen. Wer nicht zumindest im Geiste ein Nomade ist, ist verloren"* (5). In einem Ensemble aus 73 kleinformatigen Werken (Öl, Blut, Kohle und Bleistift auf Holz und Leinwand 1994 – 1997, 435 x 650 cm) variiert er figurative Folterszenen und Szenen des Zerreißens und Zerstückelns von Körpern und im Kontrast dazu die Schreckstarre der Figuren, aber auch Motive des Unterwegsseins des Vagabunden als welcher Vandenberg sich selbst verstanden hat. Auf manchen der Bilder zieht er schwer an einem Karren, beladen mit leblosen Körpern. Er selbst ist der Nomade, der sich nirgendwo einrichtet. Seine Orte sind seine Bilder, in denen er den Schrecken konstatiert, um sich die Grausamkeit, die in der Welt existiert, vom Leibe zu halten. Und zwischen die szenischen Zeichnungen sind Wortbilder gesetzt: *passion* (Leidenschaft), *honte* (Schande), chute (Fall) und *rage* (Wut).

In allen seinen Bildern scheint der Künstler körperlich geradezu präsent zu sein. Diese suchende, sich voran tastende Bewegung, die auch Wunden berührt, Themen bezeichnet, die weh tun, sie schmerzen allein schon beim Anschauen. Doch Vandenbergs Bilder sind auch schön! Ästhetisch in ihrer Farbigkeit, in der scheinbaren Zufälligkeit wie Farben sich überlagern, sich verflüssigen, Spuren hinterlassen, Linien sich Wege suchen, etwas bezeichnen und doch ist da auch immer ein Fragezeichen und ein Entsetzen. Vandenbergs Bilder ziehen an und sie schrecken ab, wenn ich näherkomme und beginne zu lesen und zu verstehen. Dann muss ich wieder einen Schritt zurückgehen, um dann wieder nahe heranzutreten und neu zu schauen. Diese Bilder sind schön und sie sind schrecklich. Sie bewegen auch mich physisch und in meinen Empfindungen und Gedanken. *„Ich bin ein Künstler der Emotion und der Reflexion. Ich meine weder die Sentimentalität noch das grundsätzlich Emotionale, sondern den Schock einer Emotion, welcher die Reflexion gleichsam auslöst. Allein die Reflexion schafft Raum“* (6). Vandenberg reflektiert die Wirkung seiner Bilder, er will anstößig sein, schockieren, die Betrachter ins Gespräch bringen mit der Kunst, mit sich und mit anderen. Es ist spürbar, dass Vandenberg auf eine existentielle Weise Kunst macht, immer wieder das Geschaffene in Frage stellt. Seine Radikalität und sein Anspruch, sich selbst, seine Kunst immer wieder neu zu er-finden führen in Einsamkeit und Entfremdung. 2009 entscheidet er sich für den Freitod. Und hinterlässt ein Werk, dass es auf internationaler Ebene noch zu entdecken und zu erforschen gilt. Sein Vermächtnis an seine Kinder, die sein Werk hüten, war, eingedenk seines eigenen tiefen Erlebnisses von Kunst als Jugendlicher, dass seine Bilder möglichst auch Jugendlichen vermittelt werden sollten, an vielen und unterschiedlichen Orten. *„Ein Gemälde kann das Leben eines Menschen verändern. Es kann zur Selbsterkenntnis verhelfen. Es kann die Realität bewusst machen. Es gibt nichts zu gewinnen, nichts zu tun. Mit dem Tod wird sich schlussendlich die Tür des Käfigs öffnen. Ich werde vorsichtig hinaus auf die Straße springen und in den Büschen verschwinden“* (7).

Bildlegende

Philippe Vandenberg, 1981-1998, *Aimer c'est l'enfer!* Öl und Kohle auf Leinwand, 152 x 302 cm, Estate Philippe Vandenberg, © Philippe Vandenberg/ VG Bild-Kunst, Bonn 2020

Literatur

(1) Kölle, Brigitte / Lunn, Felicity (Hrsg.) (2018). *Philippe Vandenberg – KAMIKAZE.* Ausstellungskatalog. London: Koenig Books

(2) Vandenberg, Philippe, *On His Way in a Cage Is a Man, His Hands Red,* Artist Text, Oeuvre 1995-1999, hrsg. von Florent Bex, Antwerpen M HKA – Museum van Hedendaagse Kunst, S. 199

(3) Vandenberg, Philippe, *The Song of the Finch,* in: Gérard Berréby, Alain Tourneux and Philippe Vandenberg (2006). *L'important c'est le kamikaze.* OEuvre 2000-2006, Charleville-Mézières, Musée Arthur Rimbaud, S. 113

(4) Vandenberg in conversation with Bernard Dewulf. In: Philippe Vandenberg *„Visite“*, hrsg. von Anja de Lannoy, Gent MSK - Museum voor Schone Kunsten 2008, S. 23-35 und S. 42

(5) Gérard Berréby, *What counts is Kamikaze,* in: Gérard Berréby, Alain Tourneux and Philippe Vandenberg (2006). *L'important c'est le kamikaze,* ibid. S. 9

(6) Philippe Vandenberg bei der Eröffnungsrede seiner Ausstellung „Visite“, Gent MSK – Museum voor schone Kunsten, 12. April 2008

(7) Philippe Vandenberg, *On His Way in a Cage is a Man, His Hands Red*, ibid. S. 304

Kontakt:
Brigitte Leeser
brigitteleeser@aol.com

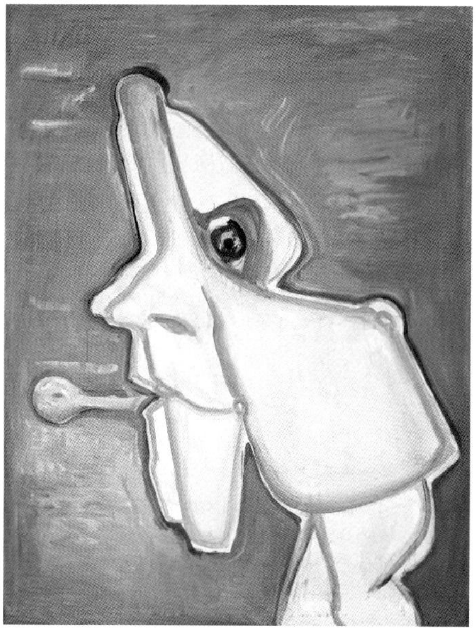

MARIA LASSNIG. WAYS OF BEING

Albertina Museum Wien 06.09.2019 – 01.12.2019

Sedef Hatapkapulu

Wer im November des Vorjahres die Retrospektive *Maria Lassnig. Ways of Being* besucht hat, begegnete gleich im Foyer des Ausstellungshauses einer großformatigen Schwarzweißfotografie. Wir sehen eine „riesige" Maria Lassnig auf dem Boden liegen und malen. Sie verschmilzt mit ihrem Selbstportrait im Maßstab eins zu eins. Lassnig haucht der Lassnig, die sie in gleicher Position auf der Leinwand Gestalt annehmen lässt, „Lebensgeist" ein (1). Das türkische Wort „can" (Lebensgeist) steht für des Menschen Existenz, für sein Wesen. Für das Element, das bei Menschen und Tieren für Leben sorgt und beim Tod den physischen Leib verlässt. Entweicht es, sind wir gestorben. Maria Lassnig (1919-2014) hat stets die bildlichen Synonyme der Befindlichkeiten gemalt, die sie mit ihrem Lebensgeist spürte. Kein einziges Bild malte sie allein, alle schuf sie gemeinsam mit ihrem Lebensgeist (in dem Wissen, das von ihm stammende Leben zu leben). Je nachdem, wie es ihrem Lebensgeist „gefiel", stellte sie ihre Befindlichkeiten dar. Auf Türkisch kann man etwa auf die Frage, ob man Orangen essen möchte, sagen: „Nein danke, mein Lebensgeist möchte nicht." Man kommuniziert permanent mit seinem Körper. Die Antwort „mein Lebensgeist möchte nicht" klingt, als hätte man die gestellte Frage an ein anderes Wesen in sich weitergereicht und dieses hätte geantwortet. Es ist ein innerer Dialog: Man stellt die einem selbst gestellte Frage seinem Lebensgeist und antwortet ihm entsprechend. Ebenso hielt Lassnig es ihr Leben lang mit ihrer Körperempfindungsmalerei. Auf der Fotografie im Foyer des Albertina Museums wirkt die Malerin wie in eben jenem Moment eingefangen, in dem ihre Seele und ihr Körper miteinander kommunizieren.

Als ich auf der Rolltreppe ins erste Untergeschoss zur Ausstellung hinunterfuhr, war mir, als tauchte ich in Lassnig selbst hinein – wie ins Meer! Als wäre ich auf dem Bosporus und von den unterschiedlichen Befindlichkeiten der Künstlerin umgeben. Von Anfang an war mir klar, dass mich ihre Body Awarenessbilder, die sie uns wie Röntgenbilder aus ihrem eigenen Körper vorführt, fesseln würden. Wer mitten auf See in einen Lodossturm (2) gerät, wird erleichtert aufatmen, sobald der Sturm abflaut. Wenn man eine schwierige Situation überstanden hat und man sich der eigenen Existenz erneut gewahr wird, sagt man auf Türkisch: „Ah, die Welt ist noch da!" So stellt man sich der Angst mit Humor. Der Ausruf erfolgt als Reflex. Für die Künstlerin Lassnig ist der Moment des Ah-die-Welt-ist-noch-Da der Augenblick des „Neustarts", an dem sie sich zwischen Vergangenheit und Zukunft neu ausrichtet. Es ist der Moment, in dem sie ein Bild vollendet hat. Wer ihre Bilder betrachtet, den erfasst der körperliche Bezug der Malerin, den sie als Ausgangspunkt und Medium der Selbst- und Welterkenntnis nutzt, und vermag sich der eigenen Existenz neu zu versichern. Die Intensität der Bilder ließ mich den Lodos in mir toben fühlen. Nach dem Besuch der Ausstellung ertappte ich mich bei dem Ausruf: „Ah, die Welt ist noch da!"

Der Südoststurm Lodos ist nicht irgendein Wind, sondern einer, der es jedem, der auf See ist, schwer macht, den sicheren Anleger zu erreichen. Er bläst vom Meer aufs Land, das Meer holt Woge um Woge aus sich heraus und schlägt sie aufs Land. Flaut der Sturm ab, empfindet man eine ungeheure Ruhe; betrachtet man aber, was das Meer aus sich heraus von unten zuoberst gefördert und an den Strand geworfen hat, staunt man! So fühlte sich die Malerin vor der Leinwand, die ihre Bilder im Empfinden der Welt im eigenen Leib erstellte. Um Lassnigs Körperwahrnehmungsmalerei perzipieren zu können, perzipieren zu können, muss man die Gewalt der Bilder aushalten.

Für mich war der Lodossturm schon viel früher losgebrochen, und zwar 1987, als Maria Lassnig mich in ihrem Atelier empfing. Als gebürtige Istanbulerin und Bosporus-Anwohnerin, als Schülerin Maria Lassnigs, wusste ich, dass man mit einem gewieften Kapitän lernt, auch bei Lodos am Anleger anzulanden (3). Beim Besuch der Ausstellung wollte ich die Intensität der Bilder erleben und betrachtete sie, indem ich nah an die Leinwand heranging. Wo sonst fände ich dieses Meer je wieder!

Auf jeder Leinwand sehe ich Lassnig, Saal um Saal Lassnig-Portraits, ihre Gebärden, ihre Blicke, ihre Farben, ihre Malerei ohne Ende (4). Die

Rede ist von einer Künstlerin, die imstande war, noch den eigenen Tod furchtlos darzustellen, wozu sie sich mit dem physisch empfundenen Gefühl des Todes synchronisierte. Auf einer großen, vollkommen rot grundierten Leinwand (150 x 210 cm) sehen wir links Lassnig mit geschlossenen Augen, wie sie ihren Lebensgeist aufgibt; rechts im Bild eine Figur, bestehend aus einem Konglomerat verschiedener Organteile, nicht zu entscheiden, ob das der Tod sein soll oder Lassnig, den Pinsel in Händen, die ihr Portrait malt, das wie erleichtert wirkt. Als hätte sie zugelassen, dass der Tod in ihr grassiert. Vereint mit ihm reiste sie durch sich selbst, wies ihm den Weg. Gemeinsam lösten sie sich auf, beginnt ein Countdown zum Todesmoment. Es ist ihr 2011 entstandenes Bild *Vom Tode gezeichnet.* Auf gewisse Weise begleitet sie den eigenen Tod. Ungewiss, wer an wessen Stelle getreten ist. Das Bild macht Gänsehaut. Einschließlich dieses, ihres letzten Bildes, das in der Ausstellung im letzten Saal hängt, schuf Maria Lassnig sich auf jeder Leinwand neu je nach den Symptomen bzw. Körpersensationen, die sie in ihrem Leib verspürte. Herzlichen Glückwunsch zum 100. Geburtstag, RIP, meine Lehrmeisterin!

Aus ihrem mit 26 Jahren geschaffenen *Selbstportrait expressiv (1945)*, das in den Eingangsbereich gehängt war, beobachtete sie sowohl mich wie auch die eigene Ausstellung. Als ich ihren Blick auf dem Portrait traf, wurde mir klar, dass ich durch diese Ausstellung nicht wie durch irgendeine Ausstellung laufen könnte. Ich bewegte mich durch die Ausstellung, als würde ich durch die mit ihren Bildern gefüllten Säle schwimmen. Ich fühlte mich an den Bosporus versetzt, der übersät war mit Lassnigs Körperteilen, ihren unterschiedlichen Befindlichkeiten, die von den Leinwänden sprangen und den Raum ausfüllten. Ich wusste gar nicht, bei welchem Bild ich beginnen sollte. Unmöglich, nicht im Innersten getroffen zu sein von der Resonanz, die die Bilder im Raum erzeugten. Eine Jam-Session, die die Betrachtenden zum Mitmachen animiert. Ich synchronisierte mich mit der Intensität der Säle und den Bildern. Im ersten Saal passierte ich die große Leinwand, auf der Lassnig sich als *Atlas (1985)* darstellte, der, die Welt geschultert, durchs Meer schreitet. Im zweiten Saal hingen zwei kleinere Ölzeichnungen nebeneinander, das *Kinderwagenform (1951)* betitelte ließ mich an einen entflogenen Luftballon denken. Es wirkt wie ein abstraktes Bild des Augenblicks, in dem der geflüchtete Ballon in der Luft stillsteht. Ein ungeheuer kosmisches Gefühl auf einer kleinen Leinwand. Der Ballon, der nicht mehr einzufangen ist, scheint beim Auffliegen wie in die Luft gebannt. Lassnig brachte hier eine Momentaufnahme in Slowmotion auf die Leinwand. Der Kinderwagen scheint aus der Leinwand heraus auf uns zuzukommen, ist zugleich aber so schwerelos, als könnte er in jedwede Richtung des Bildes davonschweben, auch in für uns unsichtbare. Sollen wir weinen? Lassnig setzte Maria in den Kinderwagen auf der Leinwand und schleuderte ihn in den Kosmos hinaus. Mein Körper gleicht einem aus dem Raumschiff, aus der Welt gerissenen Kinderastronauten. *„Zeichnen ist der Moment, in dem man sich und dem Moment selbst am nächsten ist“*, sagte sie, *„ein Zustand der Achtsamkeit, in dem du mit deinem Bild und dir selbst synchron bist“* (5).

Ihren Körpersensationen folgend, hat sich Lassnig auf den meisten Bildern unbekleidet dargestellt. Man sieht Körper, Gliedmaßen, zusammengesetzten Organteile und spürt, was ihrem Körper geschieht, misst ihre Befindlichkeiten mit dem eigenen Körper aus. Man meint, den auf einer Leinwand aus halb geöffnetem Mund gehauchten Lebensgeist (s. Abb.) verwahre sie in einem leeren Behälter, den sie auf einem anderen Bild in der Hand hält. Eine Lassnig, deren Gehäuse draußen, deren Inneres aber in dem Gefäß ist. Eine archetypische Erfahrung! Angesichts der Bilder rutscht einem „Ich will Stein vermessen!“ heraus. Diese Abwehrformel sagt man, wenn man einer dritten Person von etwas Schlimmem berichtet, das jemandem physisch zugestoßen ist. Im Sinne von: Ich will davon erzählen, ohne meinen eigenen Körper heranzuziehen, lieber demonstriere ich es an einem leblosen Objekt, damit, was dem anderen zustieß, mich verschone! Wie der Arzt Erkenntnis aus Symptomen zieht, hat Lassnig eigene Körperteile scheinbar in Messinstrumente verwandelt, die auch benutzen kann, wer ihre Bilder betrachtet. Es ist einem, als könnte man an ihrem Körper den eigenen Blutdruck messen.

Lassnig nahm ihren Körper als Psyche und Physis wahr. Mit der Methode, die sie *Körperempfindungsmalerei* nannte, macht sie die Betrachter zu Zeugen der Befindlichkeiten, die sie im Laufe ihres Lebens hatte. Wie ein Spiel, das neu lädt, wenn das höchste Level erreicht ist. Ein sich in alle Ewigkeit fortsetzendes „Art & Mind-Spiel“. Man kann es allein spielen oder mit mehreren Personen. Die Regel lautet, zwei Leben zu erhalten, wenn man beim Betrachten des Bildes Körperempfindung verspürt. Eines verbleibt bei dir, eines bei der Malerin. Verlierer gibt es bei diesem Spiel nicht. Punktesammeln heißt auf Türkisch übrigens auch „Leben“ gewinnen. Lassnig verstand sich hervorragend auf dieses Spiel und gab zudem ihre Kenntnisse meisterhaft weiter. Getreu ihrem eigenen Lied: *„Es ist die Kunst, ja, ja, die macht mich immer jünger (...) Es ist die Kunst, die bringt mich nicht ins Grab"* (6). Der in der heutigen Welt von sich entfremdete Mensch kann, wenn er seine Existenz wie Lassnig unermüdlich erneuert, seine Zuflucht im eigenen Wesen finden, wo auch immer auf der Welt er sich physisch befindet. Maria Lassnig fühlte sich ihr Leben lang im eigenen Lebensgeist zu Hause. Ihr Körper liegt in der Erde begraben, ihr Lebensgeist ist uns geblieben.

Anmerkungen

(1) „Lebensgeist" ist das Wesen in uns, das uns am Leben hält. Es besteht aus einer physisch-psychischen Melange. Einen Samen gießen wir mit „Lebenswasser" an, damit er aufgeht. Solange der „Lebensgeist", nicht aus dem Körper entweicht, sind wir nicht tot. Der Tod ist der Moment, an dem wir physisch empfinden, dass unsere Seele den Körper verlässt.

(2) Lodos / Lodossturm: türkische Bezeichnung für den Schirocco, einem warmen Südostwind, der aus der Sahara kommend mit starker Windstärke über das Meer pfeifen kann.

(3) Der Text wurde in Türkisch geschrieben und von Sabine Adatepe ins Deutsche übertragen.

(4) s.a. den Katalog zur Ausstellung: *Maria Lassnig – Ways of Being.* 2019, herausgegeben von Beatrice von Bormann, Antonia Hoerschelmann und Klaus Albrecht Schröder. München: Hirmer Verlag.

(5) Persönl. Notiz. Diese Worte richtete Maria Lassnig während der Atelierarbeit an einen meiner Studienkollegen in der Malklasse als wir uns gegenseitig porträtierten. Über die Zeichnung hat sie sich vielfach geäußert, z.B. „Die Zeichnung ist dem Augenblick am nächsten. Jeder Augenblick hat nur eine Möglichkeit." S. 76 in: *Maria Lassnig – Zwiegespräche. Retrospektive der Zeichnungen und Aquarelle.* Ausstellungskatalog, herausgegeben von Anita Haldemann und Antonia Hoerschelmann. München: Hirmer Verlag.

(6) Maria Lassnig (1992). *Kantate*. Kurzfilm (Video, 8 min.) in Zusammenarbeit mit Hubert Sielecki entstanden.

Bildlegende

Maria Lassnig, 2006, *Selbstporträt mit Sprechblase*, (Öl auf Leinwand, 155 x 207,5 cm);
Maria Lassnig Stiftung © Maria Lassnig Stiftung

Kontakt:
Sedef Hatapkapulu
sedhat@hotmail.com

Rezensionen

Dagmar Wohler / Ruta Platais

Reflexion eines künstlerischen Prozesses

Klientin und Therapeutin im Dialog

2019, Berlin: EB-Verlag Dr. Brandt
173 Seiten mit 21 farbigen Abb.
24,80 Euro
ISBN 978-3-86893-315-4

Vorgestellt von Barbara Wichelhaus

Kriterien für gute Fallberichte in der Kunsttherapie sind nicht nur beeindruckende bildnerische Arbeiten der Patienten- bzw. Klienten, sondern auch die therapeutische Qualität, die Transparenz und die Nachvollziehbarkeit der Verlaufsdiagnosen. Diese sind durch interaktive Muster der jeweiligen Patient-Therapeut-Beziehung bestimmt, die durch die bereitgestellten und verwendeten künstlerischen Materialien und die bildnerischen Ergebnisse in besonderer Weise als triadisch charakterisiert werden müssen (vgl. Kraft, 1998). Über Indikation und Intervention des Therapeuten oder der Therapeutin sollten in jeder Fallvignette – einleuchtend – Urteils- und Handlungskompetenzen sichtbar werden, z.B. in der sensiblen Steuerung von Übertragung und Gegenübertragung sowie in der Ermöglichung und Sicherung therapeutischer Effekte.

In der vorliegenden Studie, die auf einer zweijährigen Langzeittherapie fußt, geht es um die Behandlung einer Patientin, die eine Krebserkrankung und mehrere Rezidive erlitten hat. Aufgrund dieser Krankheitserfahrungen sowie unverarbeiteter negativer Bindungserfahrungen aus der Kindheit, fühlt sie sich unfähig, ihre Lebenssituation zu meistern. Sie spricht in diesem Zusammenhang von Kapitulation. Nimmt man die Fallvignette als exemplarisches Beispiel für kunsttherapeutische Interventionen bei ähnlichen Fällen, so ist m.E. die momentane existentielle Situation – auch ohne Belastungsfaktoren aus der Kindheit – bereits ein ausreichender Indikator für die gewählte Vorgehensweise. Ausgehend von den situativen Bedingungen der Patientin intendiert die Therapeutin, auf psychotherapeutisch/kunsttherapeutischer Basis zu intervenieren, um Kapitulation und Stillstand aufzulösen, Entwicklungen und Veränderungen in Gang zu setzen sowie „eigene Stärken und Ressourcen wieder ins Bewusstsein zu rufen“ (13). Neben bindungstheoretischen Postulaten über Selbstwert und Selbstkonzept (John Bowlby), über Beziehungsgestaltung und Interaktion (Daniel Stern) (Kap. II) wird der kunsttherapeutische Ansatz der Maltherapie von C.G. Jung in der methodischen Zuspitzung von Ingrid Riedel/Christa Henzler (Kap. III) als Interventionsstrategie ausgewählt. Entspannen, Imaginieren, Gestalten und Reflexion in einem fortlaufenden wechselseitigen Prozess sind methodische Parameter, die die Wirkfaktoren dieses Konzeptes stützen. Um die Studie nicht übermäßig theoretisch zu überfrachten, hat Dagmar Wohler (Therapeutin und Mitautorin der Studie) die konzeptionellen Orientierungen einleitend knapp und gut verstehbar aufgezeigt und dabei auf wesentliche Elemente in den Theorien ihrer „Gewährsleute" für das eigene methodische Vorgehen hingewiesen.

Das Besondere in der Darstellung dieser Fallanalyse ist die Tatsache, dass Therapeutin und Patientin sie gemeinsam verfasst haben, die Patientin als Mitautorin auch genannt sein wollte. Verfolgt man unter dieser Perspektive den Therapieverlauf, dann wird sehr schnell klar, dass sich hier zwei Menschen auf Augenhöhe begegnet sind. Natürlich sind Wissen, Erkenntnisse und Erfahrungen der Therapeutin der Motor, der die kunsttherapeutischen Prozesse in Gang gesetzt und den Verlauf gesteuert hat. Dazu gehören z.B. die Gestaltung der methodischen Abläufe einzelner Settings und die Selektion von Themenkomplexen mit zugeordneten Aufgabenstellungen unter inhaltlichen und materialen Gesichtspunkten. Alle Maßnahmen werden in einen therapiebezogenen Begründungszusammenhang gestellt, in dem sowohl der generelle kunsttherapeutische Wert der gewählten Themen und Methoden als auch spezielle Aspekte, orientiert an krankheitsbedingten Indikatoren der Patientin, aufgezeigt und diskutiert werden. Hier liegt ein besonderes Verdienst der Studie, zeigt sie doch, wie dem beliebigen Einsatz von kunsttherapeutisch erprobten Themata entgegengewirkt werden kann. Der erfahrungsbasierte Einsatz kunsttherapeutisch bewährter Themen- und Aufgabenstellungen stellt hier gleichwohl ein interessantes Spektrum an Möglichkeiten vor, das nicht nur für Studierende oder Anfänger, sondern auch für fortgeschrittene Kunsttherapeuten von Interesse sein kann. Beispielhaft sind dafür Inhalte, die sich mit der Natur und spezifischen Naturphänomenen (z.B. den vier Elementen etc.), mit Farben, Märchen oder Träumen befassen und in der Studie legitimiert werden: Die Natur und darauf bezogene Themen können unsere Wahrnehmungen für die Schöpfung, für Lebenszyklen oder die Unendlichkeit des Kosmos intensivieren; die Brücke über den Fluss steht symbolhaft für zahlreiche existentielle Erlebnisse des Getrenntseins und des Verbundenwerdens; Farben sind Energieträger, die auf verborgene Gefühle und Empfindungen verweisen; Träume haben kompensatorische Funktionen, da sie eine direkte Verbindung zu unbewussten, meist konflikthaften psychischen Dispositionen herstellen usw. In diesem Zusammenhang sollte nicht unerwähnt bleiben, dass in acht Settings Kunst- und Märchentherapie anhand ausgewählter Märchen verbunden werden. Die problembelastete Lebenssituation der Patientin wird in den Märchen „Der Teufel mit den drei goldenen Haaren" (Gebrüder Grimm) und „Däumelinchen" (Christian Andersen) gespiegelt (Kap. V). So vermitteln im dynamischen Verlauf, von der konflikthaften Ausgangssituation über Bewährung und Überwindung von Schwierigkeiten, bis zu einem positiven Ende, identitätsstiftende Figuren und Szenen extern und intern eine Fülle an symbolisch verkleideten Lebensmöglichkeiten, die offenbar für die Patientin im höchsten Maße relevant sind. In der ästhetischen Visualisierung wird das individuelle Konfliktpotential effektiv und beeindruckend von ihr transformiert. Ihre Kommentare verweisen sowohl auf eine große Akzeptanz der eigenen Bilder wie auch auf deren Funktionen und Möglichkeiten, d.h. bewusst zu machen, was verdrängt war, sowie Reflexions- und Bearbeitungsprozesse anzustoßen. Dafür bietet auch die dialogische Bearbeitung von Gestaltungsergebnissen und -verläufen viele Ansatzpunkte. Die Kommentare von Ruta Platais, der Patientin, zeigen ein hohes Sprach- und Reflexionsniveau. Dies zeigt sich, indem sie zunächst Imaginationen und Malvorgänge mit Anmutungen, Eindrücken und Empfindungen wie Freude oder Lust, aber auch mit Unbehagen oder Widerständen verbindet, um dann in einem weiteren Schritt diese spontanen Assoziationen zu hinterfragen. Die Kommentierung wird von der Therapeutin flexibel, d.h. mal mehr, mal weniger, jedoch stets unterstützend begleitet. Nachträglich wird das komplexe Geschehen einzelner oder mehrerer aufeinander bezogener Sitzungen einer zusammenfassenden Betrachtung unterzogen, um anhand von Prozessbeobachtungen, Werkanalysen und Kommentaren der Patientin weiterführende Therapieziele und Maßnahmen zu eruieren.

In einer abschließenden Würdigung dieser Studie muss betont werden, dass sich die Autorinnen im „Korsett" einer Maltherapie bewegen, die u.a. viele anthroposophische Aspekte enthält, was das Bildmaterial deutlich vermittelt. Die Werke verweisen auf den Einsatz von vorwiegend flüssigen Farben, durch die kaum

Konturierung entsteht; formale und inhaltliche Orientierungen treten zurück hinter eher unbestimmbaren, impressionistisch anmutenden, farbdynamischen Gebilden. Auch der Einfluss des Formzeichens, übersetzt in malerisch und gestisch erzeugten Ausdruck, wird in häufig auftretenden Bildelementen wie Kreis, Spirale oder Endlosschleife sichtbar. Zusätzlich findet eine starke Zentrierung in den Kompositionen statt. Dadurch wird einer totalen Befreiung und Überkompensation, d.h. dem Chaos im Bildnerischen, entgegengewirkt, um die Entwicklung seelischer Prozesse in einem dynamischen Gleichgewicht zu halten. Das belegen auch die Kommentare der Patientin, die, als Grundlage für den positiven Therapieverlauf, in dieser Form der Maltherapie eine strukturelle Hilfe und einen wesentlichen Katalysator für den Ausdruck ihrer Gefühle und Empfindungen sieht.

Bilder, Verläufe und Therapiegespräche verweisen darüberhinausgehend auf das tiefenpsychologische Konzept von C.G. Jung (s.o.). Im bildhaften Gestalten wird die Psyche in ihren kreativen Aspekten angeregt, Unbewusstes in symbolischer Form sichtbar gemacht und Entwicklungen des im Konflikt erstarrten Selbst werden angestoßen. Symbole haben nach C.G. Jung „Erlösungscharakter", verleihen sie doch dem leidenden Menschen Möglichkeiten, selber einen Ausweg aus seiner Krise zu finden. Im Schlusswort der Studie wird deutlich, dass die Therapeutin im großen Ganzen der Patientin überlassen hat, diesen Ausweg zu finden. Damit wird auch ein gewisses Ungleichgewicht in der Autorenschaft bei den vorangegangenen Kapiteln ausbalanciert. Aktivitäten und Erkenntnisse von Ruta Platais bilden den eigentlichen Schlüssel zum Therapieerfolg, wie z.B. das Sich-Eröffnen neuer Lebensräume oder das Spüren von Verbindungen zur eigenen Lebenskraft (162) sowie „eine Art Geburt, ein Prozess des sich ... Neu-Erschaffens" (166).

Die Patientin ist eine starke Persönlichkeit, die ihr bildliches und verbales Ausdrucksrepertoire über eine konfrontative und konflikthaft orientierte Kunsttherapie mit einer gut strukturierten, wertschätzenden Begleitung erweitern konnte und so nicht nur ihre Introspektion verbessert hat, sondern auch ihre Lebensgeschichte mutig, selbstbewusst und vorwärtsschauend in neue Zusammenhänge integrieren konnte.

Literatur

Kraft, Hartmut (1998): *Grenzgänger zwischen Kunst und Psychiatrie.* Köln: DuMont

Kontakt: Barbara Wichelhaus
b.wichelhaus@yahoo.de

Volker Mauck

Die Brain-to-Brain-Connection

Wie unsere Beziehungen neurobiologisch funktionieren

2019, Stuttgart: Schattauer/ J.G. Cotta'asche Buchhandlung,
196 Seiten
19, 99 Euro
ISBN 978-3-608-40001-4

Vorgestellt von Karl-Heinz Menzen

Ein jeder von uns würde sagen, Stimmungen seien eine recht vage Angelegenheit; aber er würde auch zugestehen, dass sie ansteckend seien. Solche Erkenntnis im Blick, hat Alexander Kluge in einem Interview gesagt: „An der Wahrnehmung der einzelnen Elemente ..., mit denen man sich irgendwann ein Urteil bilden kann – an dieser Wahrnehmung kann man energisch arbeiten" (Kluge 2017: 55). Volker Mauck, Facharzt für Kinder und Jugendpsychiatrie, Oberarzt an einer entsprechenden Universitätsklinik, auch Trainer in lösungsfokussierter Kommunikation, befolgt diesen Rat, hilft uns auf die Sprünge, indem er die neurobiologischen Grundlagen unserer Stimmungen auffächert. Er zeigt die neuro- und phänomenologischen Grundannahmen auf, die elementar unsere Wahrnehmung prägen sowie gleichermaßen die Schwierigkeiten in der Selbst- und Emotionsregulation, die der Wahrnehmung folgen. Er zeigt, wie Bilder, Geschichten, Gedanken, Klänge oder taktilen Reize unser autonomes Nervensystem zu aktivieren in der Lage sind; wie wir nicht nur mit Worten, sondern auch mit Gesten oder körperlichen Berührungen zu Emotionen angeleitet werden, die wiederum in uns das entstehen lassen, was wir Erlebnisse nennen.

Seltsamerweise glauben wir, dass wir in solchen Vorgängen mit uns alleine sind. Aber diesen Glauben sollten wir schnell aufgeben: Die sinnlichen Botschaften, die wir verbreiten oder auch aufnehmen, werden unentwegt ausgesandt. Die Stille Post funktioniert rund um die Uhr: Riechen, Tasten, Schmecken, Hören, Sehen und körperliches Empfinden sind die Grundlage all unserer Beziehungen. Sie werden über Kanäle verbreitet, derer wir uns nicht immer bewusst sind; die also dem Amalgam des bewussten mit dem des unbewussten Geschehens unterliegen. Und wenn wir der Darstellung auf dem Cover des kleinen Buches, das Mauck vorlegt, glauben, werden im Vorgang des Kommunizierens die sinnlichen Botschaften zu 38 % durch die Stimme, zu 55 % durch Mimik und Gestik und nur zu 7 % durch die Bedeutung der Wörter lanciert. Dabei erweisen sich gerade die Vorgänge, die neurophysiologisch eher dem Bereich des Unbewussten zuzurechnen sind, auch eher als virulent und zuweilen krank machend. Das, was bewusstseinsmäßig durch die Hintertür unserer Erfahrung ‚hereinkommt', also vordem weniger bewusst ist, scheint hiernach im kommunikativen Prozess wesentlich. – Mit diesem kleinen Buch in meiner Hand ist es nicht anders: Es schmeichelt sich geradezu durch seine Kleinheit, Griffigkeit, einladende Titulatur ein, sagt mir informell: „Nimm mich mit, ich werde dich bei deiner Reise nicht stören." Und das tut es auch tatsächlich nicht. Ich sitze im Bahnabteil während ich lese, ich schaue mich um, mache die Probe aufs Exempel und frage mich: „Was kommt bei mir an? Welchen Einfluss haben die um mich Herumsitzenden auf mich?" Das Büchlein in meiner Hand scheint mir jetzt recht allgemein, das heißt hier durchaus positiv: so eingehend verständlich geschrieben, dass ich manchmal denke, das alles schon zu wissen, um dann wieder einzusehen, dass ich offensichtlich nicht gründlich darüber nachgedacht habe, dass ich doch nicht so gut informiert bin. Die „Brain-to-Brain-Connection" funktioniert, keine Frage.

Der Blick des älteren Herrn, der mir gegenübersitzt, wird auf mein Buch gelenkt: „Interessanter Titel", sagt er, mich anmachend. Es bedarf offenbar des sozialen Austauschs, zuweilen auch der sozialen Korrektur, wenn wir Lernerfahrungen machen. Ich lerne mühsam, dass wir alle in ständigen Austauschprozessen von Informationen stehen; auch, dass die Informationen und deren Bedeutungen, die wir vermitteln, nicht alle – der Leser verzeihe den Ausdruck – ‚auf unserem Mist gewachsen sind'. Und ich lerne auch, dass diese Bedeutungen zuweilen durch schwerwiegende psychische Erlebnisse sozusagen verfärbt worden sind, – auch die meinigen. Erst jetzt bemerke ich, wie der ältere Herr mir gegenüber mich weiter interessiert anschaut. Er scheint etwas sagen zu wollen. Eine nicht weiter definierbare Spannung entsteht.

Wozu brauchen wir ein solches Buch, das dem Gedanken nachgeht, welche Informationen wir um uns herum verbreiten und in uns wiederum aufnehmen – ohne dass wir unbedingt um deren Verifizierbarkeit, um deren Wahrheitsgehalt wissen wollen. Ein Buch, das danach fragt, wie und auf welchem Weg wir uns grundlegend informiert haben und uns sinneshaft-informell austauschen? Ein Buch, das danach fragt, was unsere Informationen im Gesprächspartner ‚anrichten'?

Dass dieser Vorgang gewöhnlich in einer Art der ‚Stillen Post' verläuft, habe ich neurophysiologisch angedeutet. Erich Neumann, ein Schüler von Carl Gustav Jung, hat diesen uns nicht bewussten Vorgang als unanschauliches „pattern of behaviour" beschrieben, als „pattern of vision im Bewusstsein, in der Anordnung des psychischen Materials" (Neumann, 1985: 22); er hat es wie die modernen Physiker seiner Zeit als informationell-archetypischen Baustein unseres Wissens von der Welt erklärt (so in Übereinstimmung mit Werner Heisenberg). Die Physiker und die Analytiker haben uns gelehrt, dass uns die psychischen, sozialen und kulturellen Bedeutungen, die wir tagtäglich uns herum verbreiten, wie eingebrannt sind und ohne weiteres allgemeinverständlich und unverstellt in unseren Worten und Gesten weitergeben werden. Wir erfahren, dass wir in den Vorgängen des Aufnehmens und Weitergebens, in diesen Vorgängen des Sehens, Hörens, Bewegens oder Fühlens psychisch verstört, informell krankmachend festgelegt werden können. Eben diesen Vorgängen geht Mauck nach. Er fragt, wie ein mit all seinen sensorischen Wahrnehmungssystemen verbundener und handlungsmäßig emotional gesteuerter Mensch so verstört werden kann, dass die bildhaft zum Ausdruck kommenden Bedeutungsmuster seines Tuns pathologisiert, d.h. so krankmachend fixiert sind, dass die aller Kommunikation zu Grunde liegende „Brain-to-Brain-Connection", also auch die seinige, den psychosozialen Austausch zu verunsichern in der Lage ist.

Ich aber fühle mich hier in diesem Bahnabteil gar nicht verunsichert, der alte Herr hat mich in eine entspannte Stimmung versetzt, die mir sagt: „Das interessiert mich, was du machst." In dieser Hinsicht ist wichtig, was uns Mauck vermittelt. Ein nicht unwesentlicher Teil des Buches fußt auf dem Verhältnis des psychovegetativen Dreiecks: des Sympathikus (als des Leistung und Erregung vermittelnden Nervensystems), des Parasympathikus (als des Entspannung ermöglichenden Nervensystems) und des diese Systeme managenden Hypothalamus, der für die Regulation des autonomen Nervensystems, auch für dessen Gleichgewicht zuständig ist. Aufgabe dieses Gesamtnervensystems ist es, den Organismus an die Anforderungen der Umwelt anzupassen, d.h. die Basisfunktionen unseres Körpers im Sinne des Erhalts des körperlichen Gleichgewichts zu sichern. Es geht um die basalen Grundmuster zur Sicherung des eigenen Überlebens, und die können durchaus psychischer Natur sein.

Was auf dieser Ebene informationell aus dem Unbewussten dem Bewusstsein zur weiteren Verarbeitung zur

Verfügung gestellt ist, formt mit der Zeit das soziale Miteinander, ein System sozialen Engagements. Mauck beschreibt, nein, er macht es fühlbar – beispielsweise an der Situation eines sich das Rauchen abgewöhnen wollenden Rauchers – wie sich die Äußerungen des autonomen Nervensystems als Impulse des – in diesem Fall nach der Zigarette gierenden – Handelns manifestieren, aber auch beeinflussen lassen. Schnell wird deutlich, wie im Wechselspiel von Stress und Flow die jeweilige, in unserem Beispiel: erregende Sympathikus- die sich aus- und wieder einschaltende Parasympathikus-Dominanz ins Spiel zu bringen vermag (Anmerkung: Der Raucher in diesem Vorgang aber sich betrügend denkt: „Wenn ich mir die erregenden Nikotin-Dopamin-Partikel ‚reinziehe', werde ich wieder ruhiger"; und siehe da: er ist tatsächlich am Ende wieder in der angestrebten Gleichgewichtslage, die schließlich von einer neuen Erregungsphase abgelöst wird). Das Buch macht schnell klar, dass es prinzipiell um eine Homöostase, um eine Kohärenz der Erregungszusammenhänge gehen muss, darum, wie Patho- und Salutogenese von mir selbstregulativ in Einklang zu bringen sind; schließlich darum, wie der optimale Körperfunktionszustand nur unter einer kontrollierten Parasympathikus-Dominanz des autonomen Nervensystems zu bewerkstelligen ist.

Ich sitze in diesem Bahnabteil, werde jetzt auf einmal neugierig: Wichtig ist, so Mauck, der sich als Arzt auf seine Patienten-Erfahrung bezieht, dass wir mit unseren Patienten die Träger unserer Körperreaktionen erkennen und auf diese Weise unsere kontrollierte Parasympathikus-Dominanz stabilisieren, um uns selbst und unser Gegenüber aus den stressigen Situationen entbinden zu können. Ich weiß selbstredend um diese Einsicht, aber sie kommt erst jetzt im Lesevorgang nach langen Jahren der scheinbaren Einsicht bei mir an. Die Antwort auf die Frage, wozu wir dieses Buch brauchen, gibt Mauck: Wir müssen „die Bilder, Geschichten, Gedanken, Klänge oder Berührungsreize kennen, die unsere kontrollierte Parasympathikus-Dominanz (zu) stabilisieren" vermögen (85). Beziehen wir hier die psychodynamischen Hinweise auf Übertragung und Gegenübertragung ein, aber auch die psychoneurologischen Hinweise auf die Phänomene der Spiegelneuronen, wird deutlich, warum wir uns um die Stabilisierung unserer Erregungszustände kümmern sollten: Wir verkehren nicht nur neuro- und psychosozial miteinander, wie der Titel des Buches sagt. Psychische Übertragungs- und neuronale Reaktionsmuster stehen in stetigem Wechselwirkungszusammenhang und wollen im Sinne einer psychischen Homöostase so kontrolliert sein, dass sie in diesem Rahmen eine Dominanz des parasympathischen Systems garantieren.

Ich habe die Rezension mit der Feststellung eröffnet, dass jeder von uns, wenn möglich, über das Vage, Wechselhafte seiner Stimmungen Bescheid weiß, gegebenenfalls wissen sollte. In diesem empfehlenswerten Buch wird uns eine Erkenntnis vermittelt: Dass wir auf unsere und unseres Gegenüber Stimmungen Einfluss nehmen – so wie der ältere Herr dies gerade unwissentlich tut; und dass wir dann, wenn wir unserer Befindlichkeiten gewiss sind, eine umso positivere Wirkung im Austausch miteinander und speziell im beruflichen Austausch mit unseren Patienten haben. Fazit: Der Herr im Zugabteil und ich haben am Ende meiner Reise noch ein anregendes Gespräch geführt, – dank des Büchleins, das ich hier empfehle.

Literatur

Kluge, Alexander (2017). *Waldwege sind mein Metier. Ein Interview mit Katja Nicodemus und Maximilian Probst.* S. 55 in: DIE ZEIT, Nr. 38/2017, 14.09.2017; näher erläutert in: Menzen, K.-H. (2018): *Das Bild als Symptom. Neuropathologie der Wahrnehmung von A bis Z.* Lengerich: Pabst.

Neumann, Erich (1985): *Die grosse Mutter. Eine Phänomenologie der weiblichen Gestaltungen des Unbewussten.* Freiburg i. Br.: Walter-Verlag.

Ibrahim Özkan und Maria Belz

Spachreduzierte Ressourcen- und Traumastabilisierungsgruppe

Manuale zur Gruppenpsychotherapie mit Geflüchteten und Migranten

126 Seiten mit zahlreichen Abb.
2019, Stuttgart: Schattauer/
J.G.Cotta'sche Buchhandlung
24, 99 Euro
ISBN 978-3-608-45217-4

Vorgestellt von Karl-Heinz Menzen

„Herzlich willkommen! Schön, dass sie wiedergekommen sind. Letzte Woche haben wir Ihnen erzählt, dass wir am Ende von den Treffen hier eine Fantasie-Übung zum Wohlfühlen machen. Das wird eine Übung mit einem Garten sein. Heute werden wir uns die ganze Stunde mit diesem Garten beschäftigen ... Jeder bekommt ein Blatt Papier und darf dort seinen eigenen Garten anlegen. Wichtig ist, dass sie sich in dem Garten wohl fühlen ... (Anmerkung: die Patienten malen ihren eigenen Garten). Jetzt möchten wir die Fantasieübung machen. Dabei werden sie sich vorstellen, dass sie in diesem Garten sind. Dazu nehmen Sie sich einen zweiten Stuhl und stellen ihn so vor sich hin. Legen Sie das Bild auf den Stuhl und setzen sich aufrecht hin. Schauen Sie sich ihr

Bild an. Gehen Sie in Ihren Garten rein und machen Sie dort einen kleinen Spaziergang. Was sehen Sie? Welche Pflanzen wachsen dort? Welche Farben gibt es dort? Was können Sie hören? – Den Wind? Vögel oder andere Tiere? Noch andere Geräusche? ... Jetzt setzen Sie sich dorthin wo sie möchten. Vielleicht gibt es eine Bank – oder einen großen Stein – oder sie setzen sich ins Gras ... " (65)

So oder so ähnlich beginnen die Stunden in der Klinik-Ambulanz. 12 Themen, die helfen sollen, die Stunden zu gestalten, stehen zur alltäglichen Wahl: Sie kommen daher wie die Splitter einer spontanen Erinnerung. Wie kurz aufleuchtende Bilder, die nach ihrer Ergänzung, ihrem Rahmen suchen. Es sind Themen wie ‚Garten', den wir vor unserem inneren Auge zu imaginieren aufgefordert sind, es sind Themenstellungen wie ‚Trauma', die uns, die die Patient*innen zu Einfällen verleiten wollen – wenn wir wollen; da werden ‚Symptome' und ‚Symptom-Beschwerden' erinnert, die wir assoziativ aufzählen können; und Ressourcen, Skills und alles, was wir an uns gut finden. Die begrifflichen Assoziationen, die thematisch vorgegeben sind, sind jeweils in ein Modul eingebettet. Das Wort ‚Modul' bezeichnet ja eine Art von Einheit eines Ganzen. Wie im Vorspann der Rezension zum Oberbegriff ‚Garten' aufgeführt, finden sich entsprechende Anleitungen zu den weiteren Themen. Sie wollen anregend sein, auch wohltuend; so gehe ich beispielsweise in meiner Phantasie mit, wenn es heißt: „Welche Farbe haben sie, die Pflanzen ihres Gartens; woran erinnern sie die Gesänge der Vögel, denen Sie lauschen?" Was mich als Leser anspricht, geradezu ‚verführt', ist die ‚Sanftheit, die mit den Fragen verbunden ist. Jedes einzelne Modul folgt derselben Gliederung: 1. Inhalt (Begrüßung, Vorstellung der Teilnehmer, orientierende Einführung (was in der Gruppe passieren wird), Gruppenregeln; 2. detaillierte Hinweise zu den Inhalten; 3. Information zur Verfügung stehenden Zeit und den Materialien.

Der Rezensent hat schon nach kurzem Durchblättern den Eindruck, auf nur wenigen Seiten über eine kleine Schatztruhe mit einer Ansammlung von erprobten Methoden zu verfügen. Vor allem hat er den Eindruck, dass hier keine abstrakten Methoden aufgelistet sind, die es dem Therapeuten ermöglichen, die klinisch überlastende Situation der nächsten Gruppenanleitung zu bewältigen. Der Rezensent spürt geradezu die Wärme der Situation, aus der die Beispiele stammen. Beispiele, die auf den Stress in der Fremde weisen, die die Erfahrung des Menschen sowohl im Herkunftsland wie in der Fremde verdeutlichen. Das gibt eine innere Sicherheit, die aus einer vor aller destruktiven Erfahrung liegenden Situation genommen ist, – denke ich, der ich mich oft gegen die fertigen und zuweilen gewaltsam überstülpenden Methoden wehre. Aber kann beispielsweise eine Patientin, frage ich mich, kann sie mit all diesen kleinen Schätzen in ihrer spezifischen Situation etwas anfangen? Beispiel aus der obigen Einführung: „Gehen Sie zu einem Baum oder einer Pflanze, die sie schön finden. Befühlen sie es mit ihren Händen. Wie fühlen sich die Blätter an? Wie fühlt sich der Stamm des Baumes an? Wie riecht sie? Gibt es etwas in ihrem Garten, was sie essen können? Wie schmeckt das?“ Und ich sehe sie vor mir, die Migrantin aus Aleppo, wie sie liebevoll ihr Gemüse in ihrem kleinen Gärtlein pflegt, die Blätter sorgsam in die Hände nimmt.

Mir fällt ein Hinweis eher theoretischer Natur ein: Die Kunsttherapeutin, heißt es, hat die Aufgabe, die generelle Kompetenz eines Bildes, mehrdeutig sein zu können, so zu nutzen, so aufs Papier, so in Szene setzen zu lassen, dass ihre Patienten aus ihren neurotisch-starren Haltungen erlöst werden, sodass auf diesem Wege modifizierte und ‚bedeutungsoffene Gedankenräume‘ ermöglicht werden – in der Hoffnung, die leidvoll sich einstellenden Verhaltensweisen von ihren Fixierungen zu befreien: „Zeichen (haben) ihre Bedeutungen nicht aus sich selbst (...), sondern aus den Beziehungen, in denen sie stehen“, lese ich (Poppenberg, 2019: 40) – und denke, wir sollten diese Zeichen immer wieder in ihre Beziehungskontexte zurückholen. Ich schaue auf die obigen Anweisungen, stelle mir die Gruppe vor, wie sie sich in die Gärten, in die Bäume, in die Pflanzen versenkt, wie sie sich die vielen Eindrücke vorstellt, imaginiert, vor allem: wie sie sich, die Patientin, mit den immer wieder sich einstellenden leidvollen Erinnerungen, mit ihren schweren traumatischen Assoziationen, wie sie sich dagegen in dem damaligen Kleingarten der syrischen Vorstadt zuhause fühlt. Und ich weiß, dass die theoretische Erklärung fast nicht mehr notwendig ist, um sich in diesen Vorgang zu versetzen; um sich aus den schleifenartig und zwanghaft sich wiederholenden Bedeutungsfixierungen zu befreien; um sich der schlimmen Erfahrungen zu entledigen, die die Patient*Innen mit den Besatzungssoldaten, mit den Fluchthelfern, vielleicht sogar mit in den Kriegssituationen sich völlig unverständlich zeigenden Bezugspersonen gemacht haben.

Und wir ahnen es, worum es in dem Manual zu Gruppenpsychotherapie geht: Da sind Menschen in einer nicht ganz zufällig zustande gekommenen Gruppe zusammen gekommen; sie sind versammelt in dieser Göttinger Klinik-Ambulanz, um mittels des wie es sich nennt „Göttinger Behandlungskonzepts zur therapeutischen Versorgung von Menschen mit Migrationshintergrund" sich ihren Erfahrungen zu nähern – entweder sich muttersprachlich oder aber in sprachreduziertem Deutsch den eigenen Erfahrungen zu nähern, – sich ihren zum Teil traumatischen Erfahrungen zu nähern, die sie destabilisiert haben und hier fern von der Heimat nunmehr in dieser Gruppe vorfinden lassen.

Der leitende Psychologische Psychotherapeut in der Institutionsambulanz der Asklepios Fachklinik und Mitbegründer des „Dachverband der transkulturellen Psychiatrie, Psychotherapie und Psychosomatik im deutschsprachigen Raum e.V.", Ibrahim Özkan, und die Psychologin Maria Belz, im Schwerpunkt für Kulturen, Migration und psychische Krankheit, haben ein Buch vorgelegt, dessen Praxisrelevanz nicht nur, aber auch darin zu suchen ist, dass der Einsatz von Dolmetschern in der psychotherapeutischen Begleitung von Geflüchteten und Migranten immer wieder an den Kostenträgern scheitert. Daher haben die beiden Autoren zwei sich ergänzende Manuale entwickelt, die dem mitunter gehandikapten Sprachniveau der Geflüchteten angepasst sind. Konzipiert sind diese erfahrungsfundierten Manuale für eine sprachreduzierte Gruppenpsychotherapie, die schwerpunktmäßig auf die Traumastabilisierung und Ressourcenarbeit ausgerichtet ist; die Module sind breit auf interkulturelles Verstehen angelegt und basieren auf dem Modell der transkulturellen Achtsamkeit. Mit vielen an den Text angehängten bildhaft reduzierten, symbolisch-metapherhaften und mehrbedeutungshaften Zeichnungen, mit den zahlreichen für die Gruppenarbeit gedachten eindrücklichen, einfachsten Bild-Vorlagen, gelingt es, Menschen in erschwerten Situationen zu erreichen und ein gemeinsames Verstehen der Gruppenteilnehmenden zu ermöglichen. Das Buch ist allen Kunsttherapeut*Innen, die im klinischen Kontext mit Flüchtlingen und Migranten arbeiten, sehr zu empfehlen.

Literatur

Poppenberg, Gerhard (2019). *Eine einzige Wahrheit gibt es nicht.* Gastbeitrag in: DIE ZEIT 11/2019, 7. März 2019, (40)

Kontakt:
Karl-Heinz Menzen
karl-heinz.menzen@t-online.de

Thiemo Breyer, Michael B. Buchholz, Andreas Hamburger, Stefan Pfänder, Elke Schumann (Hg.)

Resonanz – Rhythmus – Synchronisierung

Interaktionen in Alltag, Therapie und Kunst

Edition Kulturwissenschaft, Bd. 108
2017, Bielefeld: Transcript Verlag
495 Seiten
44,99 Euro
ISBN 978-3-8376-3544-7

Vorgestellt von Ralf Bolle

„Der Begriff der Resonanz – ursprünglich eine akustische Metapher – wird derzeit vielfach verwendet, um sprachliche und leibliche, aber auch psychologische und physikalische Prozesse zu beschreiben. Es geht um die Bedingungen dafür, dass etwas oder jemand in Schwingung versetzt wird, und darum, welche Rückkopplungen durch solches Mitschwingen im Interaktionssystem erzeugt werden – letztlich: wie zwei Systeme einen gemeinsamen Rhythmus finden und sich synchronisieren. Die Beiträge des Bandes fragen: wie können Synchronisierungen und Desynchronisierungen sowie ihre Rhythmen wissenschaftlich erfasst werden? Resonanz erweist sich dabei als Konzept mit großer integrativer Kraft – sowohl zwischen den Fachrichtungen als auch zwischen Theorie und alltäglicher, therapeutischer und künstlerischer Praxis."

Diese Beschreibung im Klappentext des Buches umreißt sehr gut, um was es hier geht: unter der Metapher der Resonanz werden verschiedene wissenschaftliche Disziplinen, die in dieser Weise so nicht miteinander vernetzt waren, miteinander in Bezug gesetzt. Physikalische, historische, philosophische, soziologische, psychologische und psychotherapeutische Perspektiven werden in einzelnen Beiträgen sehr differenziert und vorrangig wissenschaftlich fundiert, d. h. vor allem auch experimentell, dargestellt und erörtert. Daher wendet sich das Buch vor allem an jene, die sich besonders aus der wissenschaftlichen Perspektive in die unterschiedlichen Aspekte von Resonanz, Rhythmus und Synchronisierung vertiefen wollen.

Aus der psychodynamischen Tradition sind Resonanzphänomene und die Synchronisierung von inneren Bildern, sowie deren Wechselspiel im Ausdruck und in der Erfahrung zwischen Therapeut*innen und Patient*-innen, ein zentrales Thema. Geläufige Begriffe wären hier die Dynamik zwischen Übertragung und Gegenübertragung, das Konzept des ‚gemeinsamen Unbewussten', die Resonanz zwischen inneren und äußeren Bildern sowie die Phänomene des Einschwingens auf den therapeutischen Prozess über das Medium von Metaphern, Allegorien und eben auch Bildern. Nachdem Hartmut Rosa in ‚Resonanz – eine Soziologie der Weltbeziehung' (2016) eine umfassende und die verschiedenen Disziplinen übergreifende Reflexion zu diesem Thema vorgelegt hat, überträgt der vorliegende Band nun diese Konzepte in den Bearbeitungsbereich unterschiedlichster wissenschaftlicher Disziplinen und deren experimenteller Reflexion. Nach theoretischen Annäherungen an das komplexe Phänomen der Resonanz und Interaktion aus philosophischer, soziologischer und explizit interdisziplinärer Perspektive folgen Arbeiten, die Phänomene wie Schwingung, Klang und Kinetik unter physikalischen Gesichtspunkten betrachten: am Beispiel des Instrumentenbaus, aber auch des Konzepts der ‚Stimmung' aus anthropologischer, ästhetischer und physiologischer Sichtweise werden grundsätzliche Begriffsklärungen und Extrapolationen ermöglicht. Resonanzphänomene unter linguistischen Aspekten und der Synchronisierung im Gespräch ergänzen die Grundlegung zur Begrifflichkeit Resonanz und Rhythmus.

Für mich als praktisch tätigen Therapeuten waren die Arbeiten über Resonanzphänomene und Synchronisierung in der therapeutischen Arbeit besonders interessant: Hier werden insbesondere das Modell der ‚Resonating Minds', Zugänge aus der Bindungsforschung und der therapeutischen Prozessforschung vorgestellt. Für Kunsttherapeuten sind besonders die Artikel von Doris Titze „Das Fremde und das Eigene: Resonanz im Bild in der Kunsttherapie", sowie die Arbeit von Marion Lauschke „Dynamisierung von Bildräumen oder Resonanz als ästhetische Strategie gelingenden Lebens" interessant. Dialogische Verfahren in der Kunsttherapie als Ort der Sichtbarwertung von Resonanzphänomenen fügen sich organisch in den wissenschaftlichen Diskurs ein.

Dieses Kompendium stellt einen wesentlichen Beitrag dafür dar, die Metapher der Resonanz für eine wissenschaftlich fundierte Bearbeitung zu erschließen. Wissenschaftliche Einzelfallanalysen, differenzierte Erörterung theoretischer Konzepte, die zur Beschreibung der Resonanzphänomene nutzbar sind, sowie wissenschaftliche Hintergründe und interdisziplinäre Vernetzungen zu den genannten Disziplinen stehen im Vordergrund. Für den, der den Resonanzbegriff für die eigene wissenschaftliche Arbeit erschließen und vertieft reflektieren will, ist dies Buch ein Muss. Wer sehr praxisnahe, intuitivere und vor allem auch bildreiche Darstellungen zu möglichen Anwendungen in der alltäglichen Praxis sucht, sucht hier vergeblich. So heißt es in der Einleitung: Die Aufgabe des Werkes ist es, „die Disziplinen untereinander in einen Dialog zu bringen und Brücken zu diversen Arbeits- und Praxisfeldern zu schlagen." Diese Aufgabe erfüllt das Buch in hervorragender Weise, indem es die Metapher ‚Resonanz' in dena wissenschaftlichen Diskurs sehr fundiert einführt und konzeptionell etabliert.

Kontakt:
Ralf Bolle
ralf.bolle@t-online.de

Harald Gruber, Stefan Reichelt (Hrsg.)

Kunsttherapie in der Palliativmedizin

2016, Berlin: EB-Verlag
205 S. mit farbigen Abbildungen
18,80 €
ISBN 978-3-86893-196-9

Vorgestellt von Daniel Behrmann

Seit ich einmal in der Woche auf die Palliativstation eines Mannheimer Krankenhauses gehe, hat das Wort „niedrigschwellig" in meiner kunsttherapeutischen Arbeit eine neue Bedeutung bekommen. War ich zuvor der festen Überzeugung, dass mein persönlicher Ansatz durchaus dieses Etikett verdient, wurde ich hier eines Besseren belehrt. Ich lernte, dass ein Angebot nicht per se niedrigschwellig ist, sondern stets aufs Neue als solches ausgehandelt und definiert werden muss. Eine der großen Herausforderungen in unserer Arbeit besteht in dieser Hinsicht darin, die Mächtigkeit des Begriffs „Kunsttherapie" in eine Selbst-Ermächtigung unserer Klientel zu übersetzen, mit der wir niedrigschwellig und handlungsorientiert arbeiten müssen, um die Evidenz der bildnerischen Arbeit als Ermächtigung spürbar werden zu lassen.

Der ambitionierte Sammelband „Kunsttherapie in der Palliativmedizin“, der im Rahmen eines Thementages an der Alanus Hochschule entstanden ist, beginnt mit einer längeren philosophischen Reflexion von Thomas Schmaus zu „Vergänglichkeit und Dauer“, anschließend folgt ein Beitrag von Peter Selg, der sich der Problematik des „Ungelebten Lebens“ anhand der letzten Tagebuchaufzeichnungen von Christoph Schlingensief widmet. Lukas Radbruch, Roman Rolke, Helmut Hoffmann-Menzel und Martina Kern fassen „Medizinische Grundlagen und pflegerelevante Aspekte“ zusammen, die in der Palliativmedizin von Bedeutung sind, bevor Franziska Röseberg die ersten Praxisbeispiele unter dem Titel „Psychoonkologie und Kunsttherapie in der Palliativversorgung“ in die Publikation einbringt. „Wie viel Kunst verträgt Palliativ?“ heißt der kurze Beitrag von Lukas Radbruch im Mittelteil, darauf folgt „Bilder am Lebensende“ von Eva Herborn mit weiteren Fallbeispielen, worauf Stefan Reichelt, Nadja Anton und Agustina Cesca-Dreher mit ihren Erfahrungen zum Thema „Kunsttherapeutische Praktika in der Palliativmedizin“ anschließen. Harald Gruber, der gemeinsam mit Stefan Reichelt den Sammelband herausgegeben hat, teilt seine persönlichen Erfahrungen unter dem Titel „Meine Worte wiederfinden“ mit. Mit Kathrin Hillermanns Beitrag „Zur Kunsttherapie in der pädiatrischen Onkologie und der Palliativmedizin“ schließt dann die Publikation praxisnah ab.

Die zahlreichen Fallbeispiele, die in den Beiträgen aufgeführt werden, lassen erahnen, wie viel Feingefühl erforderlich ist, um die Schwelle zum bildnerischen Ausdruck niedrig zu halten und ein den Bedingungen der palliativen Situation angemessenes Setting zu gestalten. Ist der Anfang erst einmal gemacht und auf dem Papier entstehen die ersten Farben und Zeichen, dann wird das kunsttherapeutische Angebot oft als Erleichterung und Selbstermächtigung in der schweren Situation des letzten Übergangs empfunden. Auch wenn die Palliativversorgung primär nicht als Institution gesehen werden möchte, in der das Sterben im Mittelpunkt steht, so ist sie doch für viele Menschen eine, wenn nicht sogar die letzte Station in ihrem Leben. Das letzte Kapitel des Buches, den von Kathrin Hillermann verfassten Beitrag zur Kunsttherapie in der pädiatrischen Onkologie, möchte ich in diesem Zusammenhang besonders hervorheben. Die Erfahrung der Autorin, ihre empathische Herangehensweise und ihre Fähigkeit, aus den in den Bildern ihrer Patienten enthaltenden Symbolen Fragen an den Betrachter zu formulieren, steht exemplarisch dafür, wie wichtig die Kunsttherapie auf dieser letzten Lebensstation sein kann. Indem sie mit ihrem bewährten Material den Menschen bis zuletzt in seiner Intimität begleitet und dem Übergang eine niedrige Schwelle verleiht, kann sich die Kunsttherapie als existenzielle Intervention positionieren und von anderen Therapieformen differenzieren. Hillermann, die schon seit 1988 in der Universitätsklinik für Kinder- und Jugendmedizin Tübingen tätig ist, beginnt ihren Beitrag mit einer eingehenden Beschreibung ihres Arbeitsfeldes in der pädiatrischen Onkologie und geht dabei speziell auf das Setting in der „palliativen Situation" (166 f) ein, in der keine Aussicht auf Heilung mehr besteht und die Patienten und ihre Angehörigen, aber auch das Klinikpersonal einen nicht objektivierbaren, persönlichen Weg des Sterbens, der Trauer oder der Begleitung gehen. „Obwohl wir alle wissen, dass auch Kinder und Jugendliche sterben, ist die Wucht dieser Tatsache immer wieder ungeheuerlich" (ebd.). Daher sei ihr ein achtsamer Umgang mit den Falldarstellungen und dem Bildmaterial, „mit diesen höchst intimen Zeugnissen" (161), ein wichtiges Anliegen, schreibt die Autorin gleich zu Beginn ihres Beitrags.

Das thematische Spektrum der in diesem Buch versammelten Beiträge ist weit gefasst. So beschreibt Harald Gruber im vorletzten Kapitel das Konzept der „Acht Wirkebenen der Künstlerischen Therapien" (147 ff), die vor dem Hintergrund folgender Fragestellung formuliert wurden: „Welche Zieldimensionen haben die verschiedenen Künstlerischen Therapeuten, wenn sie mit schwer erkrankten Menschen arbeiten?" (146). Eine multiprofessionelle Expertenrunde von Therapeuten und Ärzten verständigte sich zu dieser Frage und fand einen Konsens darüber, welche Wirkebenen als Ziele des Behandlungsauftrags potentiell formuliert werden können. Der Begriff der „Wirkebenen" lässt sich dabei von den allgemeinen „Wirkfaktoren" der spezifischen Therapien abgrenzen und bildet somit ein fundiertes Theoriemodell, welches sich nun den Anforderungen der Praxis stellen muss. Gruber macht selbst einen Anfang, indem er anhand einer Fallvignette zeigt, wie sich die in den Wirkebenen formulierten Möglichkeiten der therapeutischen Begleitung von lebensbedrohlich Erkrankten in seiner eigenen kunsttherapeutischen Arbeit manifestieren. Da ich durch einen Vortrag Einblick in Grubers Ansatz und seine hochprofessionelle Tätigkeit mit Onkologiepatienten bekommen habe, kann ich den an der wissenschaftlichen Weiterentwicklung der Kunsttherapie Interessierten das vorliegende

Buch schon allein dieses Kapitels wegen wärmstens empfehlen.

Einen Wermutstropfen bildet der Mittelteil des Sammelbandes, in dem ich an einigen Stellen Irritationen erfahren habe, die mir nennenswert erscheinen. Das von L. Radbruch, R. Rolke, H. Hoffman-Menzel und M. Kern gemeinsam verfasste Kapitel, welches sich mit Medizin und Pflege im Palliativbereich befasst, ist sicher als nötige thematische Grundlageninformation gedacht, mir stellte sich aber unweigerlich die Frage, ob es nicht besser gewesen wäre, darauf zu verzichten und von vornherein auf einschlägige Seiten im Netz zu verweisen. Gemeinsam produzierte Texte sind im Internet obligatorisch – eine Tatsache, die sich leicht am Sprachstil ablesen lässt, von dem sich die Texte in den Printmedien meiner Meinung nach qualitativ abheben sollten. Gerade an der Subjektivität eines Autors entzünden sich die Fragen, die zum Weiterdenken provozieren. Aus diesem Grund ist der Beitrag von Lukas Radbruch mit dem Titel „Wie viel Kunst verträgt Palliativ?" viel zu kurz geraten und war daher für mich etwas enttäuschend. Denn mit dieser Fragestellung kann ich mich als Neuling im Palliativbereich besonders identifizieren, da sie der Mächtigkeit des Kunstbegriffs die Ermächtigung des Patienten gegenüberstellt – womit sich der Anspruch relativiert, in der Kunsttherapie künstlerisch-therapeutische Prozesse initiieren zu „müssen". Auf wenigen Seiten reißt Radbruch viele Aspekte an, die aber nicht vertieft werden. Ist dieses oberflächliche Format dem Umstand geschuldet, dass die praxisnahe Darstellung eines relativ neuen Arbeitsfeldes der Kunsttherapie nicht schon von vornherein besonders kritisch beobachtet werden soll? Die einzelnen Positionen der Autoren dieses Sammelbandes lassen eigentlich erahnen, dass sie sich in einem selbstreflexiven Diskurs der Kunsttherapie zu Hause fühlen und einer Kontroverse „Kunst vs. Palliativ" durchaus gewachsen sind. Es ist ein Naturgesetz, dass wir Menschen am Ende unseres Lebens nicht plötzlich experimentierfreudig werden und unbedingt etwas Neues ausprobieren wollen, sondern das Gewohnte und Liebgewonnene ritualisieren. Zumal die Versehrtheit des Körpers in der palliativen Situation einer, auch niedrigschwelligen, Auseinandersetzung mit künstlerischem Material als unhintergehbare Materialität gegenübersteht und den Idealismus des Kunsttherapeuten immer wieder auf die Probe stellt.

In diesem Licht ist Christoph Schlingensiefs „Umgang mit der Endlichkeit", wie er in dem gleichnamigen Beitrag von Peter Selg beschrieben wird, so außergewöhnlich wie unvergleichbar. Da der Beitrag eine Art „palliativer Lebenskunst" in einem kunstgeschichtlichen Zusammenhang beschreibt, ist er im thematischen Kontext des Buches durchaus mutig. Als zweites Kapitel ist er aber gleichzeitig an einer fragwürdigen Stelle platziert und wäre meiner Meinung nach besser als Exkurs oder Epilog in die Publikation eingebunden. So werden viele Leser von Anfang an in ein Wechselbad unterschiedlicher Kapitel getaucht, deren spezifische Thematik eine zusammenhängende Leseart erschwert.

Wenn man aber davon ausgeht, dass Letzteres nicht im Hauptinteresse der Herausgeber liegt, so ist der Band „Kunsttherapie in der Palliativmedizin" mit den genannten Einschränkungen eine gelungene Publikation. Aufmerksamkeit verdienen nicht zuletzt der farbige Bildteil am Ende sowie das fulminante Anfangskapitel von Thomas Schmaus mit dem Titel „Vergänglichkeit und Dauer. Chronologische und kairologische Reflexionen zur Conditio humana". Zusammen betrachtet bilden sie eine Art Klammer, die dem Thema des Buches einen ästhetisch-philosophischen Rahmen verleiht. Abschließend möchte ich, so wie Schmaus in seinem Beitrag, die bekannte Passage aus dem Buch Kohelet zitieren, wo der Prediger Salomo die Polarität der Thematik so wunderbar ausdrückt: „Alles hat seine Stunde. Für jedes Geschehen unter dem Himmel gibt es eine bestimmte Zeit: eine Zeit zum Gebären und eine Zeit zum Sterben, eine Zeit zum Pflanzen und eine Zeit zum Abernten der Pflanzen, eine Zeit zum Töten und eine Zeit zum Heilen, eine Zeit zum Niederreißen und eine Zeit zum Bauen."

Kontakt:
Daniel Behrmann
danielbehrmann@gmail.com

Bücher zur Rezension

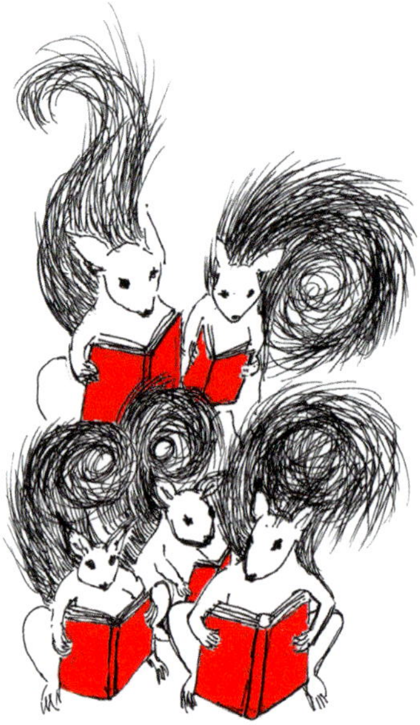

Alexianer Münster (Hrsg.) (2016). *Das Kunsthaus Kannen Buch. Kunst der Gegenwart – Art Brut und Outsider Art.* 304 Seiten. Bielefeld: Kerber Verlag.

Büchsel, Martin (2019) *Bildmacht und Deutungsmacht.* 326 S. Paderborn: Verlag Wilhelm Fink.

Danckwardt, Joachim F. (2017). *Die Wahrnehmung der Bilder. Elemente einer psychoanalytischen Prozessästhetik.* 255 Seiten. Gießen: Psychosozial Verlag.

Duncker, Heinfried / Hampe, Ruth / Wigger, Monika (Hrsg.) (2018). *Gestalten – Gesunden. Zur Salutogenese in den Künstlerischen Therapien.* 248 Seiten. Freiburg / München: Verlag Karl Alber.

Duncker, Heinfried / Hampe, Ruth / Wigger, Monika (Hrsg.) (2018). *Kreative Lernfelder. Künstlerische Therapien in Kultur- und Bildungskontexten.* 404 Seiten. Freiburg / München: Verlag Karl Alber.

Eckstaedt, Anita (2019). *Sichtbar machen und Bildern eine Sprache geben. Psychoanalytische Kunstbetrachtungen.* 295 Seiten. Gießen: Psychosozial-Verlag.

Freygarten, Sandra / Strunk, Miriam (2017). *Komplementäre künstlerische Strategien. Ein Handbuch für Künstlerinnen, Berater und Multiplikatoren in Veränderungs- und Bildungsprozessen.* 180 Seiten. Berlin: epubli.

Gruber, Harald; Schmid, Gabriele; Sinapius, Peter; Tüpker, Rosemarie (2020). *Teilnehmende Beobachtung in Kunst und Therapie.* 369 Seiten. Wissenschaftliche Grundlagen der Künstlerischen Therapien, Band 8. Berlin / Hamburg: HPB University Press.

Janhsen, Angeli (2018). *Was tun? Künstler machen Vorschläge.* 276 Seiten. Freiburg i. Br.: Modo Verlag.

Kentridge, William (2018). *In Verteidigung der weniger guten Idee. Sigmund Freud Vorlesung 2017. Herausgegeben vom Sigmund Freud Museum Wien.* 92 Seiten. Wien / Berlin: Verlag Turia + Kant.

Meister, Carolin / Marek, Kristin (Hrsg.) (2020). *Berührung. Taktiles in Kunst und Theorie.* 400 Seiten. Paderborn: Verlag Wilhelm Fink.

Menzen, Karl-Heinz (2019). *Das Vor- und Unbewusste. Im Zentrum der inneren Bilder.* 200 Seiten. Lengerich: Pabst Verlag.

Nitzschmann, Karin; Soldt, Philipp (Hg.) (2013). *Sprach / Bilder. Zur Artikulation des „Unsagbaren“ in Psychoanalyse, Literatur und Kunst.* 157 Seiten. Gießen Psychosozial-Verlag.

Stuckrad, Kocku von (2019). *Die Seele im 20. Jahrhundert. Eine Kulturgeschichte.* 279 Seiten. Paderborn: Verlag Wilhelm Fink.

Straub, Ursula (2018). *Integrales Gestalten mit Tonerde. Grundlagen und Wirkung Integraler Kunsttherapie.* 245 Seiten. Bern: Hogrefe Verlag.

Taylor, Steven (2020). *Die Pandemie als psychologische Herausforderung. Ansätze für ein psychosoziales Krisenmanagement.* 180 Seiten. Gießen: Psychosozial-Verlag.

Titze, Doris (2019). *Das verkörperte Bild. Porträts aus kunstgeschichtlicher und kunsttherapeutischer Sicht.* 320 Seiten mit 558 Abb. Dresden: Sandstein Verlag.

Triebenecker, Gerd Franz (2018). *Theater spielen heilt. Inszenieren in Psychiatrie und Psychotherapie.* 223 Seiten. Stuttgart: Klett-Cotta.

Ullrich, Wolfgang (2019). *Selfies.* 80 Seiten. Reihe: Digitale Bildkulturen. Berlin: Verlag Klaus Wagenbach.

Watermann, Katja (2018). *Kunsttherapie bei Persönlichkeitsstörungen: Theorie und Praxis. Eine qualitative Studie in der forensischen Psychiatrie.* 333 Seiten. München: Kopaed.

Widdascheck, Christian (2019). *Kunst-Therapie mit Menschen in Migration. Die therapeutische Relevanz künstlerischer Arbeit.* 110 Seiten. Göttingen: Vandenhoeck & Ruprecht.

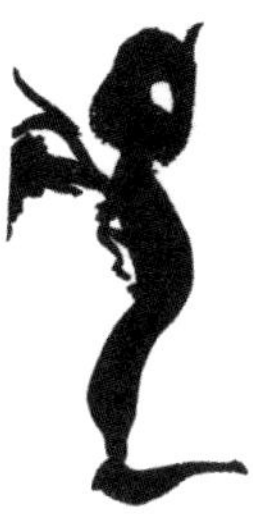

Fehlerteufel

In der von Stefan Schäkel verfassten Rezension (K&T 2019: 141-145) zur Publikation Dannecker/Herrmann *Warum Kunst? Über das Bedürfnis, Kunst zu schaffen* wurden zwei Autorennamen falsch angegeben. Rezensent und Redaktion bedauern dies ganz außerordentlich. Hier die entsprechenden Textstellen aus der Rezension mit den nun korrekt aufgeführten Autorennamen (zur Kennzeichnung Namen hervorgehoben):

„In seinem Beitrag zur „Dynamik der ästhetischen Erfahrung“ befasst sich ***Gottfried Boehm*** mit den sinnlichen Wirkungserfahrungen ästhetischer Werke und vergleicht sie mit seiner persönlichen Begegnung mit Werken von James Turrell und Sigmar Polke. [...] Der dritte Themenschwerpunkt, „Kunst und Psyche: Forschungsansätze und Forschungsprozesse“, umfasst vier Beiträge. Mit gleich zwei Texten steuert hier der Psychoanalytiker ***Michael B. Buchholz*** zur Auseinandersetzung mit Forschungsfragen bei.“

Zu den Autorinnen und Autoren

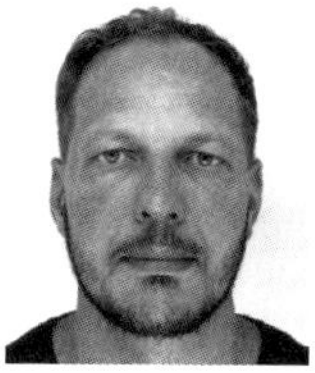

Behrmann, Daniel, geb. 1972 in Dessau. Studium der Sozialen Arbeit mit den Schwerpunkten Migrationssoziologie und Ästhetische Praxis. Weiterbildung zum Kunsttherapeuten an der KH Freiburg. Kunsttherapeutische Arbeit in der ambulanten Jugendhilfe und in Projekten mit Geflüchteten, sowie in der Palliativmedizin und pädiatrischen Onkologie des Universitätsklinikums Mannheim. Lehraufträge an den Hochschulen Darmstadt und Mannheim. Künstlerische Arbeit in den Bereichen Video, Fotografie, Malerei und Collagetechnik, Kollaboration mit Tobias Lang im Bereich Installation und Videoskulptur.

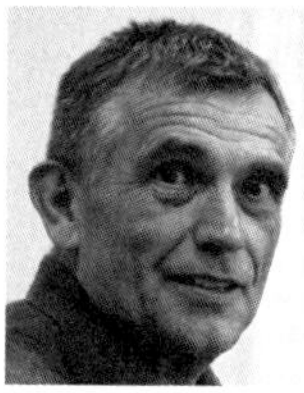

Böhm, Martin, geb. 1955, Studium der Kunstpädagogik (Uni Osnabrück), seit 1984 Tätigkeit als Kunsttherapeut in der Clemens-August-Jugendklinik Neuenkirchen, berufsbegleitende Weiterbildung „Kreative Therapie" am Fritz-Perls-Institut Hückeswagen, Lehrtätigkeiten an verschiedenen Hochschulen für Sozialpädagogik und Kunsttherapie (FH Norddeutschland, HS Osnabrück, HKS Ottersberg, MSH Hamburg, Alanus Hochschule Alfter), Mitarbeiter des Instituts für Kunsttherapie und Forschung der HKS Ottersberg, Lehrtherapeut für die Alanus Hochschule Alfter.

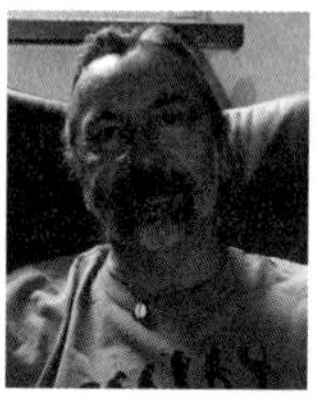

Bolle, Ralf, Prof. Dr. med., Facharzt für psychosomatische Medizin, Lehranalytiker und Dozent am C. G. Jung-Institut Stuttgart, Lehrtherapeut und Dozent für Katathym-imaginative Psychotherapie (KIP), Supervisor, Mediator, tätig in eigener Praxis.

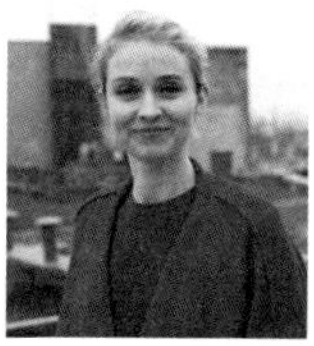

Brodbeck, Sarah, geb. 1987 in Tübingen, 2008-2014 Studium der Bildenden Kunst an der Staatlichen Akademie der Bildenden Künste Stuttgart, 2010-2011 Gaststudium an der Filmakademie Baden Württemberg im Bereich Dokumentarfilm, 2014-2015 Hospitanz im Bereich Bühnenbild am Staatstheater Stuttgart, 2015-2016 Regie-/Bühnenbildassistenz am Theater Rampe Stuttgart, 2016 Bühnenbildassistenz am Schauspielhaus Hamburg, 2016-2018 Aufbaustudium an der HfBK Dresden, 2019 Kunsttherapeutin für Kinder und Jugendliche mit Fluchthintergrund im Übergangswohnheim Ludwigsfelde, 2019 Theaterprojekt mit Menschen mit Suchterkrankung in Berlin.

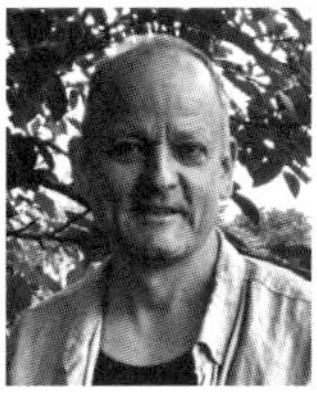

Grab, Titus, Jg. 1960, Bildhauer, Kunsttherapeut (DGKT), Ethnologe M.A.; 24 Jahre Kunsttherapie mit psychoseerfahrenen Erwachsenen. Begründer des überregionalen Projektes der „Kunst-Koffer" für Kinder (K&T 2006). Selbstbeschreibung: Aus Freude / an der Materie / die über sich selbst hinaus / verweist / plastisch gestalten / mit Fundstücken gerne / aus der Natur / mit armen Materialien / vertrauten Alltagsgegenständen neue / Zusammenhänge / frei / und spielerisch / stiften; / oft forschend / immer analog / häufig ortsbezogen / im Kleinen das Große / finden / zu im Raum stehenden / Fragen dieser Zeit.

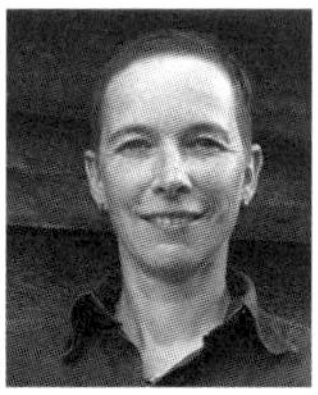

Grubel, Anke, geb. 1966, Kunsttherapeutin, MA New York University, 1997; seit 1998 tätig in der Abteilung für Kinder- und Jugendpsychiatrie, Psychotherapie und Psychosomatik, Kath. Kinderkrankenhaus Wilhelmstift, Hamburg; Dozentin am Kolleg für Kunsttherapie Berlin-Weißensee; Psychoanalytische Paar- und Familientherapeutin BvPPF (Familientherapien in ambulanter und stationärer Kinder- u. Jugendlichen Behandlungen in Psychiatrie und Psychosomatik). Freiberuflich: künstlerische Tätigkeit, Veröffentlichungen, Seminare und Vorträge mit kunsttherapeutischen Themenschwerpunkten in Psychosomatik, Gruppendynamik und Familientherapie.

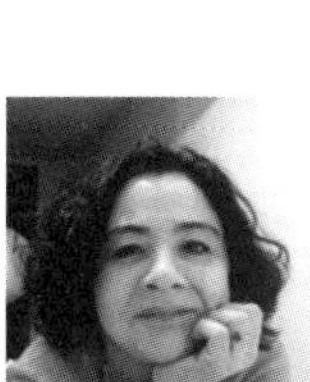

Sedef Hatapkapulu, Mag. art, Staatenlose Künstlerin, geb. 1963 in İstanbul; 1986 Übersiedlung nach Wien und Studium der Malerei in der Meisterklasse für Experimentelles Gestalten bei Maria Lassnig und Christian L. Attersee, Universität für angewandte Kunst, Wien. 1994 Diplom. 2001-2016 Lehrtätigkeit an der Boğaziçi Universität, Istanbul. Lebt und arbeitet in Wien. Zahlr. Einzel- und Gruppenausstellungen, z.B. 2017 Jesuiten Foyer, Wien; 2018 Masc Foundation, Säulen der Erinnerung, Yppenplatz, Wien; 2019 Masc Foundation, Shelter, Wien (auch Kuratorin). Beim Malen vergleicht sie sich mit einer Schwimmerin, die sich ins offene Meer hinauswagt – ohne Grenzen. www.sedefhatapkapulu.com

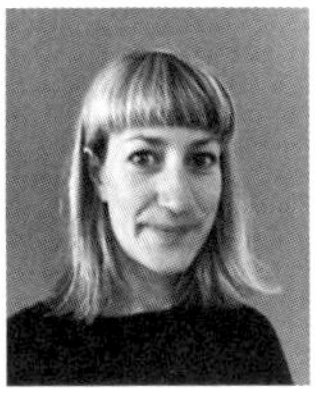

König, Swaantje, geb. 1983 in Bremen, 2004-2006 Studium der Malerei an der muthesius Kunsthochschule Kiel, 2006-2011 Studium der Bildhauerei an der HfBK Dresden bei Eberhard Bosslet und Wilhelm Mundt, 2009 Erasmus Stipendium an der École des beaux Arts Paris bei Christian Boltanski, 2012-2014 Meisterschülerstudium bei Wilhelm Mundt, 2014-2016 Aufbaustudium KunstTherapie an der HfBK bei Doris Titze, 2016-2018 kunsttherapeutische Projektleitung "Projekt Intensiv: Neugestaltung eines Intensivbettzimmers am Diako Dresden", Fördermitglied im "Netzwerk kreativ".

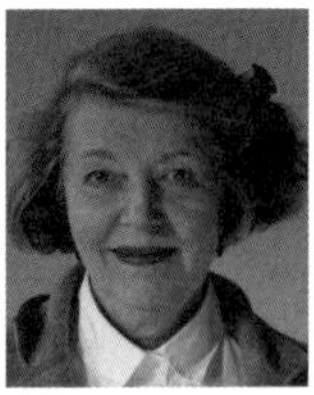

Leeser, Brigitte, Literaturwissenschaftlerin/Kunsthistorikerin M.A. Integrative Kunst-, Natur- und Poesietherapeutin und Lehrbeauftragte (EAG-FPI). Interaktive Kunstvermittlerin i.d. Hamburger Kunsthalle und Schreibtrainerin i. Enrichment Projekten der Schulbehörde. Veröffentlichungen (2011, 2018).

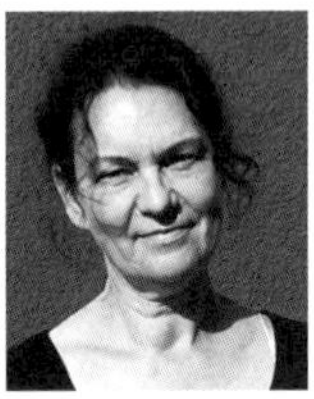

Maas, Ute, geb. 1960 in Essen. Ursprungsberuf Architektin (Dipl. Ing). Weiterbildung zur Kunsttherapeutin (Kölner Schule für Kunsttherapie); Freiberufliche Tätigkeit in verschiedenen Einrichtungen. 2010 Gründung Ruhrpalette in Mülheim an der Ruhr (Interessengemeinschaft Kunst und Kreativität).

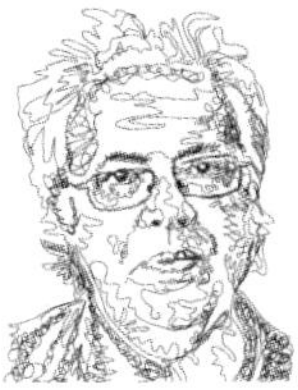

Menzen, Karl-Heinz, Prof. Dr. phil.habil., Dipl.-Theol., Psychol. Psychotherapeut, Supervisor BDP; Leitungs- und Beratungsarbeit Caritas-Beratungsstelle Berlin; außerord. Prof. em. TU Berlin, eh. Prof. f. Kunsttherapie HfBK Dresden, Prof. em. KH Freiburg. Lehrtherapeut DGKT e.V., 2. Vors. DGKT e.V., Mithrsg.der Zeitschrift ‚Kunst & Therapie'; Leitung des Masterstudiengangs Kunsttherapie an der Sigmund Freud PrivatUniversität Wien. Zahlr. Veröff., zuletzt: „Das Symptom als Bild. Neuropathologie der Wahrnehmung", 2018, „Drei auf einer Bank. Ein Neurologe, Kunst- und Quantentheoretiker im Gespräch über das Bild", 2019. (Zeichnung: Gerd Zeides, 2013)

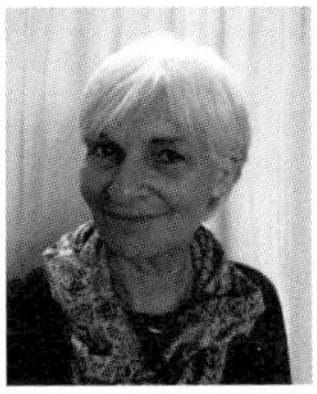

Reiner, Margrit, geb. 1956 in Moers. Sonderschullehrerin an einem Berufskolleg für Hörgeschädigte seit 1983, Kunstunterricht in der Gymnasialen Oberstufe und das Fach Gestaltung in verschiedenen Berufsfeldern. Kunsttherapeutin in einem Seniorenpflegeheim (Ehrenamt). Künstlerische Tätigkeit mit dem Schwerpunkt Keramik.

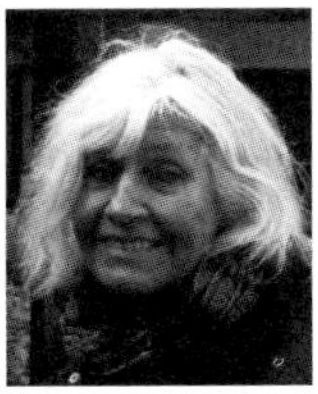

Wichelhaus, Barbara, Dr. habil., emerit. Univ.-Professorin, Lehrstuhlinhaberin für Heilpädagogische Kunsterziehung und Kunsttherapie an der Univ. zu Köln. Studium: Kunstpädagogik, Kunst und Psychologie in Essen, Münster, München und Köln. Mehrere Gastprofessuren im In- und Ausland. Arbeitsschwerpunkte mit zahlreichen Veröffentlichungen: Kunsttherapie, Kunstpädagogik, Semiotik, Kinderzeichnungen. Künstlerische Arbeiten; Schwerpunkte: Grafik und Plastik, mit vielen nationalen und internationalen Ausstellungen.

Hinweise zur Beitragsabfassung

Manuskripte
Es dürfen nur Arbeiten eingereicht werden, die noch nicht veröffentlicht sind, die auch nicht gleichzeitig einer anderen Zeitschrift zur Veröffentlichung angeboten werden und für die der Autor das Urheberrecht besitzt.
Vom Manuskript ist an die Redaktionsanschrift eine Textfassung per E-Mail zu senden; diese unbedingt bis Windows 98, bis Word 6.0 abspeichern.
Die Manuskripte unterliegen einer redaktionellen Bearbeitung. Die Herausgeber behalten sich das Recht auf notwendig werdende Änderungen und Kürzungen nach Absprache mit dem/der Autor/in vor.

Formales
Den Text grundsätzlich in Times New Roman mit 1,5-zeiligem Abstand, 12-Punkt Schriftgröße schreiben.
Zwischenüberschriften und Absätze klar kennzeichnen.
Anmerkungen bitte an das Ende des Beitrags setzen.
Vom Stilmittel der Abkürzungen nur im Ausnahmefall Gebrauch machen.

Abbildungen
Für die Reproduktion von Abbildungen werden saubere, scharfe und kontrastreiche Abzüge in Schwarzweiß benötigt.
Diese bitte als tiff-Datei senden, mit einer Auflösung von mindestens 300 dpi.
Auf alle Abbildungen und Tabellen muss im Text Bezug genommen werden.
Abbildungen und Tabellen bitte als separate Dateien senden.
Für jede Abbildung und jede Tabelle ist eine kurze Legende vorzusehen. Diese bitte gesondert aufführen.
Bei Abbildungen, die aus einer anderen Veröffentlichung stammen, muss das Einverständnis des Autors und des Verlages vorliegen, bei Patientenbildern deren schriftliches Einverständnis. Die Quelle muss angegeben werden.

Zitate
Im Text in einer nachgestellten Klammer belegen; z.B. (Loretan, 1993: 127) oder (Goebel, 1997: 118).

Literaturverzeichnis
Literaturangaben auf 15 Hinweise beschränken und in eine alphabetische Reihenfolge bringen. Umfangreiche, vollständige Literaturlisten sollten bei den AutorInnen angefordert werden können (Hinweis einfügen).

Zitierbeispiele
aus Büchern:
Winnicott, David W. (1974). *Vom Spiel zur Kreativität.* 9. Aufl. Stuttgart: Klett Cotta.
- aus Buchkapiteln:
Hartwig, Helmut (1994). *Kunst und Therapie: Ist die Kunst noch zu retten?* S. 68-87 In: Schottenloher, Gertraud (Hrsg.). *Wenn Worte fehlen, sprechen Bilder.* Band 2. München: Kösel-Verlag.
- aus Zeitschriften
Seidemann, Sabine (2002). *Die Suche nach der eigenen Form.* S. 35-43 In: Kunst & Therapie, Zeitschrift für bildnerische Therapien 2002. Köln: Claus Richter Verlag.

Beiträge gesucht für Heft 2021/1

zum Schwerpunktthema:

Kunsttherapie in pädagogischen Kontexten

Inter- und transdisziplinäre Aspekte in Praxis, Theorie und Forschung

• SCHWERPUNKTTHEMA: Als wir vor einem Jahrzehnt zwei aufeinanderfolgende Ausgaben zum Schwerpunktthema „Kunsttherapie in der Schule" herausgegeben haben, kam das einer Bestandsaufnahme gleich: Inzwischen hat sich die Kunsttherapie in unterschiedlichen pädagogischen Kontexten des Bildungs-, Sozial- und Gesundheitswesens etabliert. Präventiv, kompensatorisch oder rehabilitativ ausgerichtete kunsttherapeutische Angebote sind für unterschiedliche Zielgruppen entwickelt worden und kommen in Einrichtungen der Jugendhilfe oder Freizeiteinrichtungen ebenso zum Einsatz wie beispielsweise in Pflegeeinrichtungen, Beratungsstellen oder in Schulen und Kindertagesstätten. Sie dienen zur Begleitung in schwierigen Lebensphasen, zur Unterstützung in Lebenskrisen oder zur Bewältigung von Konflikten und zielen auf die Förderung der Persönlichkeitsentwicklung.

Wir freuen uns über Beiträge, die Zielsetzungen, Formen und Vorgehensweisen kunsttherapeutischen Handelns in pädagogischen Kontexten darlegen und dabei inhaltliche, interdisziplinäre oder berufspolitische Aspekte zur Diskussion stellen.

• RUBRIKEN: Außerdem freuen wir uns über Beitragsanmeldungen zu Theorie, Forschung und Praxis der Kunsttherapie und ihren Bezugswissenschaften sowie über Kurzbeiträge, Ausstellungsbesprechungen und Rezensionen oder einen künstlerischen Bildbeitrag (hierzu bitte unser redaktionelles ‚Hinweisblatt für künstlerische Bildbeiträge' in der Redaktion anfordern).

• BEITRAGSANMELDUNG: Bitte senden Sie ein kurzes Exposee an die Redaktion (E-Mail: m.wendlandt@t-online.de). Das Exposee sollte enthalten: Titel, kurze Inhaltsangabe, Gliederung sowie Angaben zum geplanten Seitenumfang und zur Anzahl der vorgesehenen Abbildungen.

Anmeldeschluss für Beiträge ist der

15. September 2020

Die letzte Seite

Sie haben eine Frage aus dem Feld Ihrer kunsttherapeutischen Praxis?
Lün Yu beantwortet sie!

Jean Dubuffet war der Auffassung, dass ein Bild den Betrachter in eine Welt des Wunderbaren hineinziehen könne und dass es ebenso aufregend sei, ein Bild zu besitzen wie einen sprechenden Hund. Kunsttherapeutinnen und Kunsttherapeuten arbeiten in dieser Welt des Wunderbaren und doch fehlt ihnen manches Mal ein sprechender Hund. „Kunst & Therapie" schätzt sich glücklich, diese Lücke mit der Chow Chow Hündin Lün Yu schließen zu können. Sie ist Schülerin und Nachfolgerin der legendären Chow Chows von Sigmund Freud und verfügt wie jene als Therapiehund über ein enormes psychoanalytisches Wissen in Theorie und Praxis. Mit geschulten empathischen Fähigkeiten und Spürsinn für die Untiefen des Unbewussten beantwortet sie künftig Fragen unserer Leserinnen und Leser.

Hier spricht Lün Yu

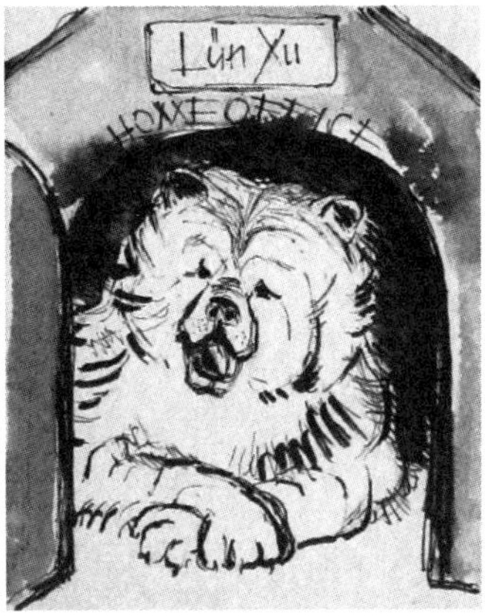

Herr H.: Ich bin Kunsttherapeut und habe irgendwo mal gelesen, dass Sigmund Freuds Tochter Anna ihm geraten habe, dass er sich von seinen Patienten nicht quälen lassen solle ... und dass alle Millionärinnen doch getrost verrückt bleiben könnten, da sie schließlich doch sonst keine Beschäftigung hätten. Ich frage mich nun, wie man diese Lage verändern kann: Kann Kunsttherapie Menschen eine verrückte Beschäftigung geben, die sie daran hindert, den Therapeuten zu quälen? Sollten es Millionärinnen sein – umso besser. Daraus ließe sich bestimmt eine nachhaltige berufliche Perspektive entwickeln.

Lün Yu: Lieber Herr H., Sie ersehnen sich offenbar einen reichhaltiger gefüllten Futternapf, als Ihnen Ihre Tätigkeit bisher einbringt. Das ist verständlich. Auch ich mag lieber ein leckeres Ragout als diese trockenen Hundeplätzchen. Das sollte Sie aber nicht quälen. Arbeiten Sie mutig an einer konstruktiven Problemlösung. Ihre Idee, eine bestimmte Klientel anzuwerben ist ein guter Anfang, scheint mir allerdings noch etwas unausgereift. Ob Sie wohl erfolgreicher zum Ziel gelangen könnten, wenn Sie Ihr Vorurteil gegenüber Millionärinnen zunächst in einer vertieften Reflexion durcharbeiten würden? Ihre kunsttherapeutischen Selbsterfahrungsmöglichkeiten können Sie sicherlich bestens dazu nutzen, um hinderliche Ansichten zu überwinden. Summa summarum und ganz ohne Schnickschnack möchte ich Ihnen raten: Eignen Sie sich aus dem Futternapf der Fähigkeiten das an, was den heutigen Selfmade-Millionärinnen zugeschrieben wird: Talent, Kühnheit, Intelligenz und strategisches Know-how. Gönnen Sie sich die Phantasie, selber Millionär zu sein und folgen Sie diesem Wunsch. Wow!

Impressum

Kunst & Therapie. Zeitschrift für bildnerische Therapien wird herausgegeben von:

Dipl.-Psych. Marion Wendlandt-Baumeister, Praxis für Psychotherapie und Kunsttherapie, Berlin

Prof. Dr. Karl-Heinz Menzen, Sigmund Freud PrivatUniversität, Wien

Erscheinungsweise: Zweimal jährlich. Der Preis des Einzelheftes beträgt 16,50 €, der Abonnementspreis 12,80 € zzgl. Versandkosten z.Zt. 2.10 € (ins Ausl. 3,50 €).

Für die Mitglieder des Deutschen Fachverbandes für Kunst- und Gestaltungstherapie e.V. (DFKGT) und der Deutschen Gesellschaft für künstlerische Therapieformen und Therapien mit kreativen Medien e.V. (DGKT) sind die Bezugskosten der Zeitschrift für bildnerische Therapien im Mitgliedsbeitrag enthalten.

Friedrich-Karl-Straße 129
50735 Köln
Mail: mail@richterverlag.de
www.richterverlag.de

Herausgeberin des Heftes:
Marion Wendlandt-Baumeister

Kunsttherapeutische Ausstellungspraxis II
Positionen – Kontexte – Vermittlung

2020/1, 19. Jg., Band 35

ISSN 1432-833X
ISBN 978-3-947541-12-6

Auflage: 1900 Exempl.

Redaktion und Lektorat:
Marion Wendlandt-Baumeister
Sembritzkistr. 31
12169 Berlin
Mail: m.wendlandt@t-online.de

Frontispiz: Peter Rech, übernommen aus: Kunst & Therapie, Zeitschrift zu Fragen der ästhetischen Erziehung, Bd. 33, 2006

Abbildung Titelseite: Anke Grubel, o.T., 2019 (Beize auf Papier, 27 x 25,5 cm)

Zeichnung Lün Yu für „Die letzte Seite“: Sabine Seidemann, 2020 (Fineliner und Aquarell auf Papier, 9 x 11,5 cm)

Übersetzung der Zusammenfassungen: Ramey Rieger

Beilage zum Heft: Karte aus der Serie ‚Künstlerische Handlungsvorschläge‘; Nr. 1, Titus Grab, Windspiel

Druck: Zimmermann, Köln

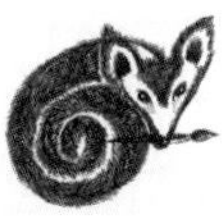